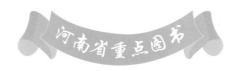

河南省重点图书

第3辑

慢性呼吸疾病居家康复指导丛书

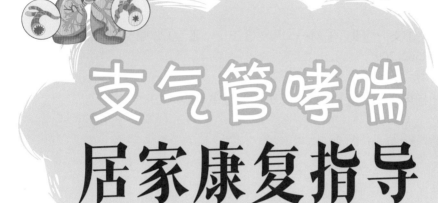

支气管哮喘
居家康复指导

总 主 编　刘剑波
分册主编　刘待见　周　正　王　晗

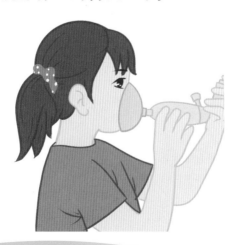

U0348696

郑州大学出版社

图书在版编目（CIP）数据

支气管哮喘居家康复指导／刘待见，周正，王晗主编. -- 郑州：
郑州大学出版社，2023.11

（慢性呼吸疾病居家康复指导丛书／刘剑波总主编.第3辑）

ISBN 978-7-5645-9908-9

Ⅰ. ①支…　Ⅱ. ①刘…②周…③王…　Ⅲ. ①哮喘 - 康复
Ⅳ. ①R562.209

中国国家版本馆 CIP 数据核字（2023）第 200106 号

支气管哮喘居家康复指导

ZHIQIGUAN XIAOCHUAN JUJIA KANGFU ZHIDAO

策划编辑	陈文静	封面设计	苏永生
责任编辑	杨飞飞	版式设计	苏永生
责任校对	刘 莉	责任监制	李瑞卿

出版发行	郑州大学出版社	地　　址	郑州市大学路 40 号（450052）
出版人	孙保营	网　　址	http://www.zzup.cn
经　销	全国新华书店	发行电话	0371-66966070
印　刷	河南文华印务有限公司		
开　本	710 mm×1 010 mm　1／16		
本册印张	5.5	本册字数	95 千字
版　次	2023 年 11 月第 1 版	印　次	2023 年 11 月第 1 次印刷

书　　号	ISBN 978-7-5645-9908-9	总定价	180.00 元（全三册）

主编简介

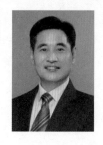

　　刘剑波,博士,二级教授、主任医师,博士研究生导师,河南省政府特殊津贴专家,郑州大学第二附属医院院长。河南省医学科普学会副会长、河南省临床营养师协会副理事长、河南省医学会呼吸病学分会副主任委员、河南省抗癌协会理事及肿瘤精准医学专业委员会名誉主任委员、中国毒理学会中毒与救治专业委员会副主任委员等。被评为河南省抗击新冠肺炎疫情先进个人、河南省教科文卫体系统优秀工匠人才,荣获河南省五一劳动奖章、河南优秀医师奖等。《中华结核与呼吸杂志》编委、《郑州大学学报(医学版)》审稿专家等。

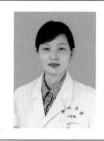

　　刘待见,硕士,副主任医师,郑州大学第二附属医院呼吸与危重症学科医生。河南省呼吸与危重症学会精准医学分会第二届青年委员会委员。发表学术论文10多篇,专利2项。从事内科专业10年余,擅长呼吸内科常见病如慢性阻塞性肺疾病、哮喘、肺炎等疾病的诊治,以及重症感染、肺栓塞、胸腔积液、发热、咯血等呼吸疑难危重疾病诊治。

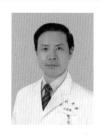

　　周正,硕士,教授、主任医师,硕士研究生导师。郑州大学第二附属医院呼吸内科医生,郑州大学第二附属医院循证医学教研室主任。河南省呼吸与危重症学会呼吸介入分会副主任委员、河南省医学会呼吸病学分会委员。发表论文30多篇,包括SCI和中文核心期刊论文10多篇,荣获河南省医学科技奖一等奖、河南省教育厅科技成果奖一等奖各1项。

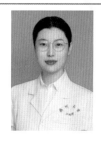

　　王晗,医学硕士,主治医师。郑州大学第二附属医院呼吸内科肺功能室医生。发表SCI、中文核心期刊论文8篇,完成5项省级课题,发明专利2项。

作者名单

主　编　刘待见　周　正　王　晗

副主编　高崴崴

编　委　冯青青　郭云波　高崴崴

　　　　刘　颖　刘待见　王　晗

　　　　王林梅　张晓萍　张　筠

　　　　周　正

前　言

支气管哮喘简称哮喘，是世界上最常见的慢性疾病之一，虽然无法根治，需要长时间治疗和关注，但是并非不治之症，而是可防可治的疾病。如果支气管哮喘通过规范的治疗和管理，可达到临床控制，不影响患者正常生活。但是若控制不好，患者可经常发作或者持续存在不同程度的症状，比如喘息、咳嗽等，久而久之，形成不可逆性改变，导致肺功能下降，影响患者生活质量。所以规范的治疗和管理措施，如明确诊断、避免哮喘发作和加重因素、提高治疗依从性、正确使用药物吸入装置、自我观察和监测病情变化、保持良好稳定的心态，在支气管哮喘疾病控制中发挥着至关重要的作用。新的哮喘管理模式包含评估、治疗和监测，在此过程当中，患者本身起到非常重要的作用，但是目前由于患者对哮喘的认识不足及对患者的健康教育匮乏，一大部分哮喘患者未能得到有效的控制。为了帮助更多哮喘患者认识哮喘、控制病情，指导患者自我管理及康复，我们组织郑州大学第二附属医院具备丰富临床经验的知名中青年专家编写了本书。

本书为"慢性呼吸疾病居家康复指导丛书（第3辑）"中的一册，采用通俗易懂的科普语言，以经典病例为切入点，普及支气管哮喘基本知识，让患者认识哮喘的症状、发病机制及其危害等。随后，着重介绍哮喘患者自我管理及家庭康复方面的知识，包括如何早期识别并及时发现哮喘急性发作征兆、治疗哮喘的药物如何分类、如何预防哮喘、哮喘患者如何进行呼吸训练等。较为系统、全面地阐述了哮喘疾病及居家康复策略。特别强调的是哮喘最主要的特点是慢性气道炎症，治疗的关键在于控制气道慢性炎症，这个过程不是一蹴而就，而是一个反复"评估、治疗和监测"的过程。

希望本书对支气管哮喘患者有所帮助,作为科普读物,书中个别措辞与专业术语有所不同,部分内容和观点不能完全等同于临床专业医嘱,不能完全照搬照用。虽然前期已查阅参考大量资料,但书中可能仍有不足与疏漏之处,敬请广大读者批评指正。

编者

2023 年 11 月

目 录

居家康复指导

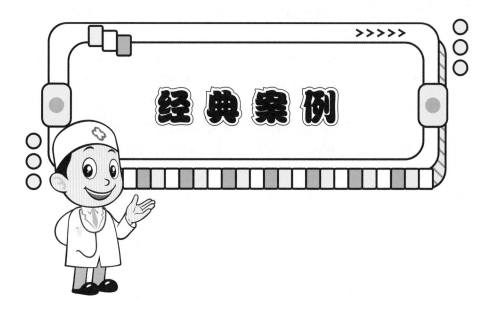

经典案例

别不把胸闷、喘息当回事，可能是支气管哮喘

病例介绍：王先生，55岁，是一名汽车停车场的管理员。15岁的时候，他出现过一次胸闷喘息，在诊所治疗之后，症状有所缓解，但这40年来，王先生时不时地发作胸闷喘息，发作时还能听到喉咙里"吱吱"的声音。有时候伴有咳嗽咳痰，多为白色黏痰，有的时候没有咳嗽、咳痰，有时候是受凉感冒引起，有的时候是闻烟味引起，有的时候与刮风有关系，甚至还有没有任何诱因的胸闷喘息，在睡觉的时候，胸闷喘息发作，导致王先生憋醒，需要坐起来近1个小时，胸闷喘息才能缓解。王先生没有在意自己的病情，总以为是感冒，从来没有到大医院检查过，总是到诊所里按感冒或者支气管炎打打针、开点口服药，很快就能控制病情。但王先生一直很纳闷，为什么他的感冒总跟别人的不一样？别人感冒是流鼻涕、打喷嚏，他的感冒总是胸闷喘息。直到有一天，工作的时候吹了冷风，导致胸闷喘息突然发作，而且很严重，完全喘不上气，不能说话，大汗淋漓，不能平躺，只能直挺挺坐着。事后用他自己的话说，差点憋过去，幸好他的同事及时拨打"120"，经过急诊医生抢救算是平稳下来。后经过检查（肺功能及气道反应性测定），王先生第一次知道自己得了支气管哮喘，原来每次胸闷喘息发作不是感冒，是哮喘发作，在确诊的那一刻，王先生恍然大悟！因为自己的"不太当回事"，导致病情误诊这么多年！他终于知道哮喘的治疗也不仅仅是打针吃药，更重要的是需要长期吸入药物，另外还需要注意避免变应原、戒烟、戒酒等。

这位王先生的病例，给我们很多启示，对于疾病，我们需要根据症状进行鉴别诊断，不然会导致误诊或者漏诊。

1. 哮喘典型的临床症状和体征

①反复发作喘息、气急，伴或不伴胸闷或咳嗽，夜间及晨间多发，常与接触变应原、冷空气、理化刺激及病毒性上气道感染、运动等有关（患者可以自我判断）。②发作时双肺可闻及散在或弥漫性哮鸣音，呼气相延长（自己可以闻及哮鸣音或者医生听诊闻及）。③上述症状和体征可经治疗缓解或自行缓解。

2.可变气流受限的客观检查

①支气管舒张试验阳性(需要到医院检查);②支气管激发试验阳性(需要到医院检查);③平均每日呼气流量峰值(PEF)昼夜变异率≥10%或PEF周变异率≥20%(呼气峰值流速仪测定)。符合上述症状和体征,同时具备气流受限客观检查中的任一条,并除外其他疾病所引起的喘息、气急、胸闷和咳嗽,可以诊断为哮喘。

(刘待见)

 被误诊为哮喘的变应性支气管肺曲菌病

病例介绍:蔡先生,男,48岁,反复胸闷、气喘6年,病情发作不定时,春夏秋冬都有可能发作,6年来共发病7次,做过的相关检查:3次肺功能+气道反应性测定都提示存在气道高反应性,可诊断为哮喘,而且每次按照哮喘治疗后,病情总能缓解。只是蔡先生不遵医嘱,经常自行停药。最近1个月,蔡先生胸闷、气喘再次发作,按照哮喘发作,自行吸入布地奈德福莫特罗粉吸入剂(信必可都保),效果不好,气喘越来越重,影响日常生活,所以蔡先生到医院就诊,完善胸部CT检查,结果提示:中央型支气管扩张,并有痰栓形成。引起医生高度重视,怀疑蔡先生不是哮喘这么简单。这次医生建议蔡先生完善相关检查,明确有无"变应性支气管肺曲菌病",检查结果出来,果然有问题:①血清总免疫球蛋白E(IgE)升高,615 U/mL;②皮肤试验曲霉速发反应阳性;③嗜酸性粒细胞计数$1.2×10^9$/L。再结合蔡先生的哮喘病史,胸部CT提示中央型支气管扩张,痰栓。诊断"变应性支气管肺曲菌病"。

蔡先生的气喘被诊断为"哮喘"6年,其中的缘由很多:①变应性支气管肺曲菌病早期可以仅仅表现为哮喘,没有肺曲菌病的表现,临床上确实是傻傻分不清楚;②随着病情的进展,出现支气管扩张,方能跟变应性支气管肺曲菌病联系起来;③变应性支气管肺曲菌病属于少见病,但在诊断哮喘时,需要排除该疾病方可下诊断,临床当中存在不少宽泛诊断哮喘的情况,需要临床医生更谨慎把握哮喘排他性诊断。所以这就要求医生在诊断哮喘的时候,注意鉴别诊断。同时也告诉我们,有些疾病可以和哮喘表现完全一致,不易鉴别,需要医生和患者在疾病诊治过程中认真观察症状变化及治疗效果,当治疗效果不佳时,应考虑有其他疾病的可能。

（刘待见）

 支气管哮喘与所处环境相关

病例介绍:张女士,36 岁,自己经营一家美容院,平时穿着时髦,爱干净,爱打扮,但有一件事情让她十分担忧害怕,就是她的支气管哮喘和变应性鼻炎(亦称过敏性鼻炎),不犯病时还好,发病的时候,既气喘又咳嗽,还有鼻涕不停地流、鼻子痒、打喷嚏,甚至眼睛痒、流眼泪。每到发病的时候,爱美的张女士担心别人看到自己的窘态,只能把自己关在家里,不敢到美容院去,因为到美容院,总会引起症状加重。医生已经给她诊断为“支气管哮喘、变应性鼻炎”,但治疗起来却十分困难,吸入药,吃平喘药,甚至吃激素及中医中药调理,各种办法都试用了,总是不除根,时不时犯病,困扰了张女士十几年,对她影响特别大,给她美丽的生活抹上一层厚厚的阴影。张女士心里很明白,这个病就是不能除根,关键在于控制好,不发作。医生建议张女士换换职业,因为她工作的环境有艾灸烟雾、熏蒸雾气,美容化妆经常接触化学物品,都有可能诱发她的哮喘发作。张女士虽然很爱她的职业,但为了健康,她选择了更换职业,开了一间书吧。脱离之前的职业环境,果然有效,张女士的哮喘和变应性鼻炎好多了,发作的次数明显少了,而且发作时的气喘、咳嗽、流鼻涕等症状比之前轻多了,平时的症状也好控制了。果然,哮喘防治的第一条是脱离变应原。

诱发哮喘发作的环境因素主要包括变应原性因素和非变应原性因素。变应原性因素包括尘螨,鸟兽皮毛、唾液、尿液、粪便,真菌,花粉,草粉,活性染料,松香,乙二胺,鱼虾奶蛋,食物防腐剂、染色剂,药物如阿司匹林、普萘洛尔、青霉素、水杨酸酯等。非变应原性因素包括大气污染、吸烟、感染、月经及妊娠等生理因素、精神因素和心理因素等。其中吸入性变应原是哮喘最重要的激发因素,而其他一些非变应原性因素也可以促进哮喘的发生。

部分哮喘患者能找到引起哮喘发作的变应原或其他非特异刺激因素,首先是建议患者脱离变应原的接触和避免危险因素的暴露。尽管对已确诊的哮喘患者应用药物干预,对控制症状和提高生活质量非常有效,但仍应尽可能避免或减少接触危险因素,以预防哮喘发病和症状加重。许多危险因素可引起哮喘急性加重,被称为"触发因素",包括变应原、病毒感染、污染物、烟草烟雾、药物。减少患者对危险因素的接触,可改善哮喘控制并减少治疗药物需求量。早期确定职业性致敏因素,并防止患者进一步接触,是职业性哮喘管理的重要组成部分。

(刘待见)

病例四 支气管哮喘具有多基因遗传特性

病例介绍:刘女士,46 岁,一天,她神情凝重,带着她 20 岁的女儿来看病。医生询问病情,原来是她的女儿最近从同学那里抱来一只猫,自从猫来了之后,刘女士的女儿已经有两次感觉气短了,离开猫之后,气短可以自行缓解。因为刘女士自己有哮喘,她很怀疑,同时很担心女儿得哮喘。医师详细询问情况,刘女士的妈妈、姥姥都有哮喘,包括刘女士,这三代人的哮喘都是在小时候开始发病。刘女士的女儿20岁了,一直很健康,她之前一直以为她们家族的哮喘在女儿这里终结,没想到女儿现在有症状了,一下子难以接受。医生给刘女士女儿做了支气管激发试验+呼气一氧化氮(NO)测试,结果显示支气管激发试验阳性,NO 测定值明显升高,她的女儿也被诊断为哮喘。医生告诉刘女士,哮喘本身具有遗传倾向,目前已经发现多个哮喘易感基因,这些遗传基因之间具有协同或者累加效应,所以说哮喘是多基因遗传倾向的疾病。虽然具有遗传倾向,但并不可怕,哮喘依然是可以控制可以治疗的疾病,尽管不能根治,但可以控制得跟正常人一样,完全不影响日常生活、工作、学习,甚至体育竞技。在医生的劝慰下,刘女士接受事实,按照医生的建议,让她的女儿用上治疗哮喘的药物——布地奈德福莫特罗粉吸入剂(信必可都保),并随身携带沙丁胺醇气雾剂,同时把心爱的小猫送人,把家里大扫除一遍,完全清理小猫留下的痕迹。在刘女士的精心照顾和监督用药下,她女儿的哮喘很快得到控制,基本没有再发作过。

通过这个病例,我们不难看出,哮喘有遗传因素参与其中,同时受遗传因素和环境因素的双重影响。哮喘是一种复杂的、具有多基因遗传倾向的疾病。所谓的多基因遗传,是指不同染色体上多对致病基因共同作用,这些基因之间无明显的显隐性区别,各自对表现型的影响较弱,但具有协同或累加效应,发病与否受环境因素的影响较大。多基因遗传的这些特点使得哮喘具有明显的遗传异质性。近年来对哮喘易感基因的研究更进一步深入到基因-环境相互作用的领域。

相关研究显示,有40%~50%的遗传倾向由环境因素所致。一同被抚养成长的单卵双胎的特异性同病率仅为50%~60%。这提示对某些环境触发因素暴露的差异可能导致了疾病表达的部分不一致。可见,哮喘病因复杂,受遗传与环境因素共同影响。

(刘待见)

 病例五 支气管哮喘并发症——气胸

病例介绍:小杜,男,24岁,哮喘病史16年,秋季时候哮喘容易发作,哮喘发作的程度有轻有重,轻的时候稍微有点气喘或者胸闷,重的时候大喘气、大汗淋漓、不能活动,需要端坐体位,甚至不能说话。经过增加吸入缓解类药物或者住院治疗后,哮喘发作症状都能控制。还好小杜比较遵照医生叮嘱,秋季尽量不出门,出门戴口罩,按时吸入信必可都保(规格160/4.5微克),平时无哮喘发作,日常生活、学习、运动不受影响。2022年9月份和10月份,因疫情封控时间较长,小杜在家足足2个月未曾下楼,哮喘症状完全控制。解封后,小杜终于可以出去走走了,为了避免接触人群,小杜和父母去开车去郊外转了转,散散心,回家之后,小杜自觉有些胸闷不适,自行吸入沙丁胺醇气雾剂2吸、信必可都保2吸,未见效果,胸闷持续加重,1个小时后开始喘气,再次吸入沙丁胺醇气雾剂2吸,仍未起效,开始大喘气、多汗,不能活动,只能简单一字一字回答问题,端坐双手扶膝盖。父母见状,立即拨打"120"至医院就诊。到医院后,医生给予氨茶碱、静脉注射甲泼尼龙、雾化吸入、补液等治疗,症状一度好转,喘气减轻,可以说话,可以自己上厕所,可以躺下。唯一疑惑的是医生听诊总觉得小杜左肺呼吸音低,于是住院治疗第二天完善胸部CT检查,发现小杜左肺气胸。原来是小杜这次哮喘发作严重,导致左肺边缘破口,肺内气体进入左侧胸腔,引起气胸,考虑气胸量已有60%左右。医生在小杜左侧胸腔穿刺留置胸腔闭式引流管,充分引流胸腔气体,并叮嘱小杜卧床休息,经过治疗,小杜哮喘治疗稳定,气胸完全治愈,可以出院。

出院的时候,小杜父母很担心,怕小杜再次哮喘发作的时候引起气胸。医生告诉小杜父母,气胸是哮喘的并发症之一,多发生于哮喘急性发作时,由于气道不通畅,肺内气体不能顺利排出,导致肺泡内压力过高,肺表面的脏层胸膜破裂,气体从破裂的破口溢入胸腔内,形成气胸。治疗除了胸腔闭式引流胸腔气体外,最关键的治疗依然是控制哮喘稳定,避免哮喘急性发作,注意一定不要接触变应原,避免诱发哮喘,另外,除备用沙丁胺醇气雾剂等抢救药物,可以家庭备制氧机或者氧气瓶,需要的时候及时给予吸氧,自行处理,病情不见减轻,及时就医。

(刘待见)

偏方不能治疗哮喘,需到正规医院确诊哮喘并接受正规治疗

病例介绍:陈先生,55岁,从小就经常气喘、胸闷,家里是农村的,由于当时家里条件差,医疗水平有限,虽然父母费尽心思为他治疗气喘、胸闷,但时不时地仍有气喘发作。陈先生记忆中,为治疗气喘,尝试了很多偏方,喝过很多中药,对麻黄的熟悉程度就像对大米、小麦一样,小时候的"饮料"就是治疗哮喘的节节草煮水,母亲甚至为他治疗哮喘,费不少事,找来胎盘,做成食物,瞒着陈先生吃下,等等,治疗过程周折而艰辛,好在陈先生未曾有危及

生命的哮喘大发作,在反复喘息中度过这么多年。十多年前,陈先生第一次完成肺功能检查+气道反应性测定,确诊为哮喘,当时肺功能已经下降,存在中度阻塞性通气功能障碍,给予陈先生吸入舒利迭(沙美特罗替卡松粉吸入剂,250/50 微克)早晚各一吸,吸入治疗,并随身携带沙丁胺醇气雾剂以备发作时候急救用,陈先生依从性很好,严格按照医生叮嘱执行,规律吸入舒利迭,治疗 1 个月后,陈先生喘气、胸闷发作情况明显减轻,治疗 3 个月后,喘气、胸闷未再有发作,复查肺功能提示轻度阻塞性通气功能障碍,肺功能较前有提升,以后陈先生规律吸入舒利迭,并保持维持剂量每日一吸,同时陈先生非常配合诊治,随身携带呼气峰值流速仪,每日监测 2 次 PEF 值,平时生活谨慎而规律,及时发现并避免接触粉尘、潮湿环境、难闻气味等,基本在家里吃饭,在外不吃少见或者不明成分的食物,等等,并做哮喘日志记录与自身哮喘有关系的生活细节。陈先生哮喘控制良好,多次复查肺功能稳定,处于轻度阻塞性通气功能障碍,每年肺功能未见下降,哮喘控制良好。

从这个病例,我们不难看出,哮喘虽反复发作胸闷、喘气等不适,但由于其发病特点(气道慢性炎症,气道对多种刺激因素呈现的高反应性,广泛多变的可逆性气流受限),提示哮喘是可控可治的疾病,关键在于要引起重视,从药物治疗到生活等各个方面配合,促进哮喘康复。

(刘待见)

 支气管哮喘急性发作(危重型)

病例介绍:小张,男,20 岁,学生,14 岁开始患哮喘,平时吸入信必可都保控制病情,哮喘控制良好,因病情控制稳定超过 1 年,停药观察。停药期间,因受凉感冒,小张的变应性鼻炎犯病,自行服用氯雷他定及吸入氟替卡松鼻喷剂,变应性鼻炎控制不佳,因没有胸闷、气喘等症状,小张认为自己哮喘无发作,未询问医生哮喘方面的预防和治疗。凑巧的是,小张学校绿化带栅栏重新刷油漆,小张上课和下课途径栅栏处两次,返回宿舍后,感觉胸闷不适,小张马上吸入氟替卡松鼻喷剂 4 吸,未见起效,后演变为气喘、呼吸困难,端坐体位,大汗淋漓,喉咙里发出哮鸣音,不能言语。他的室友见状,立即连背带抬把他送到医务室。到医务室,小张已经呼吸微弱,神志恍惚,医务室医生询问病情后,立即给予吸氧、输注地塞米松针、氨茶碱针,情况不见好转,拨打"120"。"120"救护车到的时候,小张已经意识不清,监测氧饱和度70%,立即给予气管插管,转运呼吸机辅助通气。到医院后,办理住院,入住呼吸与危重症监护室,医生诊断为"支气管哮喘急性发作危重呼吸衰竭",给予有创呼吸机辅助通气,静脉输注激素、氨茶碱、抗感染药物等治疗。2天后,小张病情逐渐好转,脱呼吸机,拔出气管插管,转普通病房。这个患者是哮喘急性发作危重症病例。

哮喘虽是可控可防的疾病,但严重发作的时候也可以导致急性呼吸衰竭,甚至死亡。这就要求哮喘患者要有足够的警惕性,随时携带急救药物——沙丁胺醇气雾剂;病情变化,及时就医;更要求患者遵照医嘱,控制哮喘稳定,避免急性发作。

(刘待见)

 病例八 支气管哮喘新的治疗方法——支气管热成形术

病例介绍:李女士,54岁,从小就有哮喘,而且她的哮喘属于重度哮喘,难治性哮喘。治疗哮喘的药物,包括吸入的、口服的平喘药、口服的激素、中医中药,甚至奥马珠单抗她都使用过,但是哮喘控制得仍不好,她基本上每天都有喘气发作。症状有轻有重,症状轻的时候,李女士坚持做家务,做少量、不费力气的农活,症状重的时候,李女士只能端坐在凳子上喘气,话都说不成。李女士家庭条件不太好,每次哮喘加重的时候,顾虑到要花钱,她不是第一时间去就医,而是一忍再忍,因为她这样错误的认识和决定,导致她的哮喘症状不能得到及时有效的控制,短时间内持续加重,最后昏迷,每次幸亏家人及时拨打"120",到当地医院抢救,气管插管,有创呼吸机辅助通气。因为多次气管插管抢救,李女士在当地县医院成了"明星"患者,急诊科医生、呼吸科医生对她都很熟悉,对她的病情也很无奈,药物治疗已经达到了他们治疗的顶点。7 年前,李女士到我们医院(郑州一家三级甲等医院)诊治,当时我们刚好开展支气管热成形术治疗,李女士成为第一名患者,而且考虑到刘女士的家庭经济条件困难,我们免费为她做了第一次、第二次支气管热成形术(右下肺、左下肺),效果非常满意。后来由于费用问题,我们没办法为李女士申请第三次免费支气管热成形术治疗,李女士在亲戚朋友的帮助下,完成了第三次支气管热成形术治疗。整个治疗疗程结束后,李女士气喘症状明显减轻,活动耐力明显提高,再配合吸入药物治疗,李女士简直就像换了个人。时隔 4 年多,李女士再去当地医院就诊,当年为李女士治疗过的医生完全不敢相信,称她为重生的李女士!

支气管热成形术是经支气管镜射频消融气道平滑肌治疗哮喘的技术,可以减少哮喘患者的支气管平滑肌数量,降低支气管收缩能力和降低气道高反应性。对于 4 级或以上治疗仍未控制的哮喘,该方法是一种可以选择的方法。多项研究结果证实,支气管热成形术对重度哮喘有效,但其远期疗效及安全性、最大获益人群等仍需进一步临床研究。选用该方法要严格掌握适应证,注意围手术期安全性,分析获益风险比,并要在有资质的中心进行。

(刘待见)

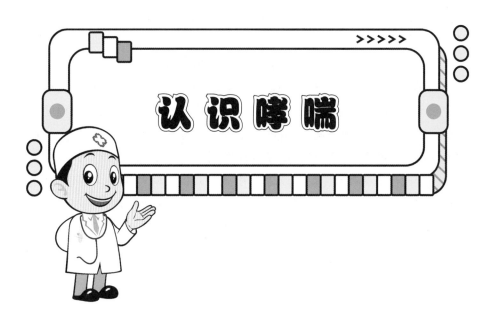

认 识 哮 喘

1. 支气管哮喘是什么样的疾病？

支气管哮喘简称哮喘，是一种以慢性气道炎症和气道高反应性为特征的异质性疾病。这种慢性气道炎症不是我们平时所说的病毒、细菌等感染引起的炎症，是一种非特异性炎症，对激素治疗有效的炎症；气道高反应性指的是气道对多种刺激因素呈现的反应性升高，换句话说，就是哮喘患者的气道刺激阈值降低，容易被激惹，发生气道痉挛。哮喘的主要特征除了气道慢性炎症，气道对多种刺激因素呈现的高反应性，还包括广泛多变的可逆性气流受限，以及随病程延长而导致的一系列气道结构的改变，即气道重构。也就是说，哮喘患者的气道痉挛可轻可重，一般情况下，气道痉挛较轻的时候，气道阻塞轻，呼吸气流受限较轻；气道痉挛较重的时候，气道阻塞重，气流受限严重。持续的慢性气道炎症不能得到有效控制，会导致不同程度气道结构改变，称为气道重构，气道重构提示气道的可逆性受限。哮喘主要症状为反复发作的喘息、气急、胸闷或咳嗽等，常在夜间及凌晨发作或加重，多数患者可自行缓解或经治疗后缓解。由于哮喘的气流受限的多变性，哮喘的具体临床表现形式及严重程度在不同时间亦表现为多变性。根据全球和我国哮喘防治指南提供的资料显示，经过长期规范化治疗和管理，80%以上的患者可以达到哮喘的临床控制，所以说哮喘是可控可治的疾病。

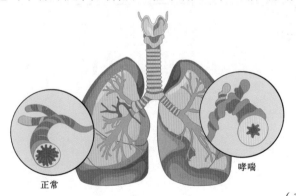

正常　　　　　　　　哮喘

（张　筠）

2. 哮喘有哪些症状？

　　张医生在门诊看了一个长期咳嗽的患者，咳嗽时间超过3周，刘医生怀疑这个患者是哮喘，建议患者完善肺功能+气道反应性测定。患者很疑惑，"哮喘不是喘吗？怎么会是咳嗽呢？"答案是：哮喘不仅仅是"喘"，还可以有其他症状。典型的哮喘表现为喘息、气促、气急、呼吸困难等，以"喘"为主要症状，也可以伴随咳嗽、咳痰、胸闷等症状。还有一些不典型的哮喘，比如咳嗽变异性哮喘，症状主要表现为咳嗽，可以伴有咳痰，也可以干咳为主，可以完全没有喘息、气促、气急、呼吸困难等典型哮喘的症状；胸闷变异性哮喘，主要症状是胸闷，没有"喘"和"咳"的症状。所以，哮喘主要表现为喘息、气促、气急、呼吸困难等症状，还可以是咳嗽、咳痰、胸闷等呼吸道症状。鉴别咳嗽、咳痰、胸闷等呼吸道症状是不是哮喘，主要的判定指标是相关检查和监测，即气道反应性测定、支气管舒张试验、PEF变异率监测。

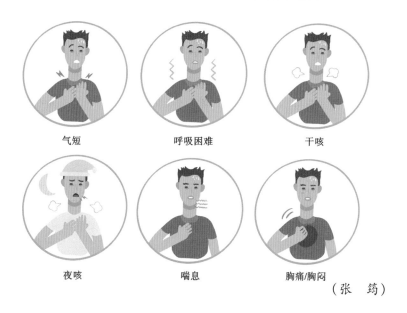

| 气短 | 呼吸困难 | 干咳 |
| 夜咳 | 喘息 | 胸痛/胸闷 |

（张　筠）

3. 哮喘发病有什么特点？

经常有患者说，我"喘"得很呀，我得哮喘了，这可不一定，可以"同症异病"，慢性支气管炎也可以是喘气，心功能不全的患者也可以"喘"，但都不是哮喘，哮喘的"喘"可是有特点的，主要是发作性的喘息、气促、气急、呼吸困难，喘息的严重程度在不同时间表现为多变性。换句话说就是不喘的时候，可以像正常人一样，发作的时候喘息，喘息可以轻可以重，而且是反复发作、多次发作，并且多在夜间及凌晨时候发作。控制不好的哮喘患者，可以有持续胸闷、气喘、呼吸困难等症状，但症状轻重依然是可变的，时轻时重。另外，哮喘的症状发作可以有诱因，比如吸入花粉、异味、粉尘、冷空气、潮湿空气，甚至接触动物皮毛或进食肉、蛋、奶、虾等引起过敏的食物，都可以引起哮喘发作，也可以没有明显诱因的哮喘发作。

（张　筠）

4. 哮喘的发病机制是什么？

哮喘的发病机制非常复杂，主要包括气道炎症机制、免疫与变态反应机制、气道神经调节机制及遗传机制等。T淋巴细胞（简称T细胞）介导的免疫调节的失衡与慢性气道炎症的发生是最重要的哮喘发生机制。

（1）哮喘气道炎症反应

涉及众多炎症细胞、炎症介质和细胞因子的参与及相互作用。气道炎症产生的过程：当变应原（刺激因素）进入机体后，被抗原递呈细胞内吞并激活T细胞，活化的辅助性T细胞产生白介素-4（IL-4）、白介素-5（IL-5）、白介素-13(IL-13)等进一步激活 B 淋巴细胞(简称 B 细胞),由 B 细胞分泌的特异性 IgE 可借助于肥大细胞和嗜碱性粒细胞,以及中性粒细胞、巨噬细胞和自然杀伤细胞(NK 细胞)表面 IgE 受体,固定在细胞表面,使细胞处于"致敏状态"。当再次接触同种变应原,就会引起异染性细胞释放多种介质和细胞因子。这些介质会引起气道平滑肌痉挛,黏膜微血管通透性增加,气道黏膜水肿、充血,黏液分泌亢进,并诱发气道高反应性。

(2) Th1/Th2 免疫失衡过程

Th2(辅助性 T 淋巴细胞 2)免疫应答占优势的 Th1/Th2 免疫失衡在 80% 左右的哮喘患者中存在,是哮喘重要的发病机制之一。尘螨、花粉等变应原进入气道以后,攻击气道上皮细胞并分泌白介素-25(IL-25)、白介素-33(IL-33)等细胞因子进而启动 Th2 免疫应答占优势的免疫反应。活化的 Th2 细胞分泌的细胞因子,如白介素-4(IL-4)、白介素-5(IL-5)、白介素-13(IL-13)等可以直接激活嗜酸性粒细胞、肥大细胞及肺泡巨噬细胞等多种炎症细胞,使之在气道浸润和募集。这些细胞相互作用可以分泌出许多种炎症介质和细胞因子,如组胺、前列腺素(PG)、白三烯(LT)等,构成了一个与炎症细胞相互作用的复杂网络,使气道收缩,黏液分泌增加,血管渗出增多。

(3) 气道重构

气道重构的发生主要与持续存在的气道炎症和反复的气道上皮损伤/修复有关。气道重构表现为气道上皮细胞黏液化生、平滑肌肥大/增生、上皮下胶原沉积和纤维化、血管增生等。气道重构使得哮喘患者对吸入激素的反应性降低,出现不可逆或部分不可逆的气流受限,以及持续存在的气道高反应性。气道慢性炎症与气道重构共同导致气道高反应性的发生。在这个过程当中,气道神经调节紊乱也参与其中,收缩气道的神经兴奋,舒张气道的神经功能低下,同样引起气道管腔狭窄或者完全闭塞,分泌物增多。

(4) 气道高反应性

气道高反应性是指气道对多种刺激因素如变应原、理化因素、运动、药物等呈现高度敏感状态,是哮喘的一个重要特征。

(5) 神经-受体调节机制

呼吸道广泛存在神经肽网,认为气道的炎症反应可影响神经和神经肽调控机制,而神经机制反过来又影响炎症反应。

(张 筠)

5. 哮喘不仅气喘,为什么痰还很多?

正常情况下,支气管黏膜只分泌少量黏液,分布于气道表面,是气道上皮细胞的物理屏障,以保证呼吸道黏膜的湿润,防止小气道的脱水和损伤,对气道的黏膜纤毛和固有免疫起着重要的作用。由于变应原等有害刺激因素的作用,炎症细胞浸润及大量炎症细胞因子释放,刺激黏膜下腺体增生肥大,常伴有杯状细胞增生/化生,黏蛋白(MUC)基因表达上调,导致气道黏液分泌亢进,黏液分泌量增加,并且黏稠度明显增加,阻塞气道,过量的黏液产生是哮喘患者,特别是重症哮喘患者发病与死亡率增加的主要原因。所以哮喘患者总是有黏痰,尤其是急性发作的时候,黏痰明显增多,痰液黏稠,不容易咳出。黏痰增多可以是哮喘本身的特点,注意与呼吸道继发感染鉴别,治疗上需要差别对待。

(张 筠)

6. 哮喘的危害有哪些?

哮喘是一种慢性呼吸道疾病,存在气道慢性炎症性的改变,并且呼吸道非常敏感,一旦有外界诱因刺激就会引起呼吸明显不畅、严重的憋气,严重者会发生呼吸衰竭,甚至出现意识不清等重要脏器功能障碍的并发症。当突发极为严重的哮喘,呼吸道痉挛、收缩,空气不能进出呼吸道时,发生猝死的危险性极高,这是支气管哮喘最严重的并发症。由于哮喘发作时气道狭窄,气体潴留于肺泡内,使肺泡含气过度。当肺泡内压急剧升高,肺泡破裂,气体通过破裂的肺泡进入胸膜腔内,使原为负压的胸膜腔变为正压,形成所谓的气胸。同样的道理,当气体通过破裂的肺组织进入纵隔组织即心脏、大血管存在的腔隙内,就会形成一个气体包块,称为纵隔气肿。气胸或纵隔气肿形成后会压迫肺组织,严重影响呼吸,使得哮喘患者的呼吸困难更严重,影响哮喘的疗效和预后。对于那些症状长期得不到控制的支气管哮喘患者,随着气道炎症的长期存在,气道壁发生结构改变,叫气道重构,气道管腔狭窄不能恢复,潴留于肺泡内的气体逐渐增多,肺泡过度充气,发生肺气肿,甚至慢性阻塞性肺疾病;气道的慢性炎症也可以累及周围肺泡、肺部小血管,导致血管床减少,引起肺循环压力增高。另外,长期慢性缺氧可导致肺血管广泛收缩和肺动脉高压,血管内膜增生,晚期出现平滑肌增生/肥大等结构改变。最终可引起右心肥大,发展为慢性肺源性心脏病,有心功能失代偿时出现右心衰竭。这些并发症在治疗上比支气管哮喘更棘手,并且多种疾病重合会给身体造成多重伤害,严重影响患者的生活质量,甚至直接威胁患者的生命。

（张　筠）

7. 哮喘会导致死亡吗?

哮喘是一种气流受限性病变,气流受限具有多变性和可逆性,换句话说,就是哮喘的严重程度是可变的,可以完全控制,像正常人一样,也可以突然严重发作,甚至致死性哮喘发作,是哮喘死亡原因之一。由于其突然发作,无预兆,可发生于任何时间任何地点,且病情可在短时间内迅速恶化,有的患者甚至来不及送进医院即死于家中。另外,哮喘可出现严重并发症,比如严重气胸、纵隔气肿,短时间内发生,严重影响人体呼吸及循环功能,来不及抢救,导致死亡。所以说哮喘是可以致死的疾病,患者需要正确对待哮喘,不轻视哮喘,平时随身携带吸入类急救药物,比如沙丁胺醇气雾剂,如条件允许,及时进行氧疗。哮喘急性发作程度严重时,不应拘泥于形式,可以自行吸入急救药物后,就近就诊或者拨打"120",可在短期内大量使用静脉激素或者静脉应用茶碱类药物改善症状。哮喘急性发作或者哮喘合并严重并发症时,应以挽救患者生命为目的,尽可能采取多种办法抢救和治疗。

(张 筠)

8. 哮喘能治愈吗?

对于哮喘患者来说,特别喜欢听到的答案是"能够治愈",但非常遗憾地回答:以目前的医学研究来看,哮喘不能够被完全治愈。哮喘是一种异质性疾病,由遗传因素和环境因素共同作用所致,目前遗传因素是不能改变的,能改变的是环境因素。我们可以通过改变环境因素,避免接触变应原,避免哮喘发作。但由于哮喘是一种长期慢性疾病,和高血压、糖尿病一样,哮喘是终生的。儿童时期诊断为哮喘的患者,有的哮喘症状会随着年龄的增长而不断减轻甚至消失,也有的患者经过了长期的药物治疗,能够达到哮喘症状的完全缓解。但即使没有症状,气道的慢性炎症也是长期存在的,当气道慢性炎症进展到一定程度时,可能出现气道不可逆的改变,这种气道不可逆的改变就是上面所说的气道重塑。重塑后的气道始终保持狭窄及气流受限,导致呼吸功能受损,严重时会影响日常活动。部分哮喘患者经过治疗或者未治疗,可达到长时间的症状缓解,很容易让患者对预防哮喘发作掉以轻心,以为哮喘已被治愈,但只要暴露于适当的诱发因素下,这一部分患者依然存在哮喘发作的可能性,所以哮喘是不能被彻底治愈的,哪怕当前没有任何症状,也需要避免诱发因素,避免诱发哮喘发作。但是哮喘却可治可控,达到临床缓解,完全不影响生活、工作、学习、运动。

(张 筠)

9. 哮喘会遗传吗?

哮喘的发病机制复杂,受基因因素和环境因素共同影响,不能简单地说哮喘就是一种遗传病,但哮喘是具有遗传倾向的疾病,而且是多基因遗传倾向的疾病。目前发现,如果父母都患有哮喘,子女患哮喘的概率可高达60%,如果父母当中,一人患哮喘,子女患哮喘的概率为20%,如果父母都没有哮喘,子女患哮喘的概率为6%。现已经发现多个哮喘易感基因,近年来对哮喘易感基因的研究更进一步深入到基因-环境相互作用的领域。所谓的多基因遗传,是指不同染色体上多对致病基因共同作用,这些基因之间无明显的显隐性区别,各自对表现型的影响较弱,但具有协同或累加效应,发病与否受环境因素的影响较大。多基因遗传的这些特点使得哮喘具有明显的遗传异质性,简单地说就是一些人群容易得哮喘,一些人群不容易得哮喘。这种异质性就是哮喘的遗传倾向。

(张　筠)

10. 哮喘发作与环境有关吗?

答案是"肯定有关"。一直在说哮喘受基因因素和环境因素影响,存在哮喘易感基因的人群,如果从来没有接触诱发其哮喘发作的诱发因素,其不会称为哮喘患者,所以说环境因素对哮喘影响很大。有些哮喘患者闻不得春天的花香,有些患者遇见潮湿的环境马上哮喘发作,还有一些患者接触猫、狗等宠物哮喘就会加重,等等,环境因素影响哮喘发病的情况实在太多了。近年来对哮喘易感基因的研究更进一步深入到基因-环境相互作用的领域,发现有 40%～50% 的遗传倾向由环境因素所致。诱发哮喘发作的环境因素有很多,医学上分为两大类:一类是变应原性因素,包括我们熟悉的室外变应原——草粉、花粉、真菌等,室内变应原——尘螨、毛屑、真菌、蟑螂等,还有职业性变应原——油漆、谷物粉、面粉、木材、饲料、鸽子、松香、蘑菇、活性染料、异氰酸盐、邻苯二甲酸、过硫酸盐、乙二胺等,另外还有食物、药物性变应原——鱼、虾、蛋、奶、防腐剂、添加剂及阿司匹林、青霉素、头孢菌素、水杨酸酯等。这些变应原均可直接引起哮喘发作。另一类是非变应原性因素,包括大气污染、吸烟、感染等,可以引起气道慢性炎症,增加哮喘的易感性,在哮喘的发生当中起到重要作用。所以说环境因素对哮喘影响大,治疗哮喘的首要方案是避免接触诱发因素。

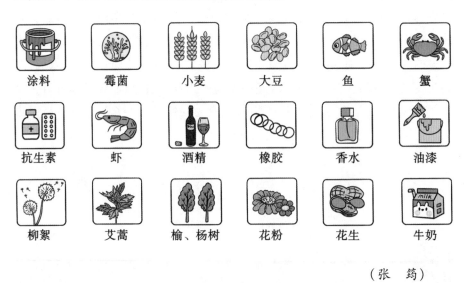

涂料　霉菌　小麦　大豆　鱼　蟹

抗生素　虾　酒精　橡胶　香水　油漆

柳絮　艾蒿　榆、杨树　花粉　花生　牛奶

(张　筠)

11. 哮喘与月经、妊娠有关吗?

这是让很多人诧异的问题,哮喘怎么会与月经和妊娠有关呢? 有些女性哮喘患者在月经期前 3～4 天有哮喘加重的现象,这与月经前期黄体酮的突然下降有关,叫作围月经期哮喘。妊娠也是诱发哮喘加重的因素之一,发生机制复杂,与妊娠鼻炎、过敏因素、机体免疫力下降所致的细菌性或病毒性呼吸道感染、激素水平变化、肺容量改变及随着妊娠期体重增长所致的气道产生的变化等有关,被称为妊娠期哮喘。总结起来,就是月经期及妊娠期由于身体发生变化,即通常所说的"体质"发生改变,导致哮喘发作。

(张　筠)

12. 哮喘与精神因素和心理因素有关吗?

精神因素和心理因素与哮喘有密切关系,一方面,哮喘发作影响患者的精神和心理状态,另一方面,不良的心理状况可引发哮喘的发作,影响哮喘的治疗和控制,有报道,70% 的哮喘发作有心理因素参与。研究发现,哮喘患者精神和心理问题主要表现:①过于顺从、依赖、敏感、恐惧、焦虑、抑郁、敌对、偏执、躯体化、强迫;②胆小、内向、以自我为中心、过于被动;③难以忍受挫折,缺乏信心,不善于表达自己的情感。

心理因素诱发哮喘发作的机制可能有:①心理因素影响大脑中枢神经调控,促使某些介质释放,导致支气管平滑肌收缩,黏膜水肿;②心理因素通过下丘脑和垂体影响机体免疫功能,降低机体对病毒、细菌、过敏因子、生化因子的抵抗力;③心理因素影响呼吸道黏膜的免疫力,导致气道敏感性增加,并可以增加气道黏液分泌,堵塞气道。

(张　筠)

13. 哮喘与肥胖有关吗？

俗话说"说你胖，你就喘"，"胖"和"喘"确实有很深的渊源，目前很多研究发现肥胖与哮喘关系密切，已发现慢性炎症及肠道微生态改变是肥胖导致哮喘的发病机制，具体有以下表现。

(1) 慢性炎症

肥胖患者体内存在慢性炎症，包括巨噬细胞 M1 对脂肪组织的浸润，多种炎症介质表达增加，促炎细胞因子如白介素-1β（IL-1β）、白介素-6（IL-6）、肿瘤坏死因子-α（TNF-α）和转化生长因子-β（TGF-β）的合成增加，都促进哮喘的发生和加重。

(2) 肠道菌群

健康人肠道菌群的主要优势菌群为拟杆菌门和厚壁菌门，且各菌群在消化道的分布不同。研究发现，健康人与肥胖者在肠道微生物组成上有明显差别，肥胖者肠道菌群表现为肠道内放线菌门比例升高、拟杆菌门比例降低及菌群多样性下降等特定菌种变化，提示肠道菌群可能在人类肥胖中发挥着重要作用。同样，研究发现肠道菌群紊乱不仅与哮喘有关，而且还可加重哮喘的严重程度。重症哮喘患者中的肠道菌群丰度不仅低于非重症哮喘患者及健康人群，且与用力呼出 25% 肺活量时的平均呼气流速呈正相关。另外，应用双歧杆菌治疗不仅能减弱哮喘患者的气道高反应性，而且能使气道炎症标志物下降，表明双歧杆菌可能存在调节哮喘的潜在免疫作用。此外，使用益生菌治疗能改善肥胖者的全身慢性炎症状态以及减少哮喘患者的发作频率。

综上说明，肥胖哮喘患者体内炎症指标更高，肠道菌群紊乱，肥胖的哮喘患者需要更长的治疗疗程，使用激素药物明显多于其他患者，不利于哮喘治疗效果。临床治疗上应对肥胖哮喘患者进行饮食控制、加强体育运动等措施，进行减重干预，利于改善哮喘患者肺功能以及临床治疗效果。

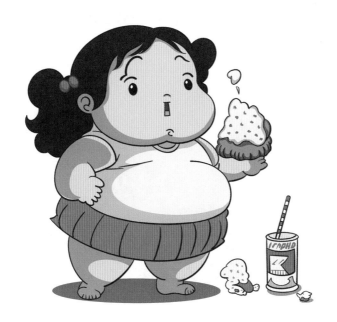

（张　筠）

14. 哮喘与微量元素缺乏有关吗？

　　已有多项研究显示微量元素缺乏，包括缺铁、缺锌、缺锰、缺钙等，可能会诱发哮喘，尤其是诱发儿童哮喘。发生机制考虑微量元素缺乏与儿童的易感性和免疫力低下关系密切，铁可以促进细胞转化及淋巴细胞有丝分裂，可以增加免疫因子的合成，可以维持中性粒细胞及 T 细胞的免疫功能。锌可以控制外周血单核细胞合成 γ-干扰素、白介素-1、肿瘤坏死因子-α 和白介素-2 受体等的分泌和产生。锌可以促进淋巴细胞有丝分裂，增加 T 细胞的数量和活力。缺锌可引起胸腺萎缩、胸腺激素减少、T 细胞功能受损和细胞介导免疫功能改变。钙可以提高免疫细胞活性，增加抗体分泌。锰具有免疫激活的作用，可以激活自然杀伤细胞，通过激活干扰素基因刺激物（cGAS-STING）通路，在天然免疫信号通路中发挥重要作用。所以，当人体缺乏微量元素时,免疫功能降低,对感染的易感性增强,反复的气道感染,容易导致气道高反应,增加哮喘发生的风险。

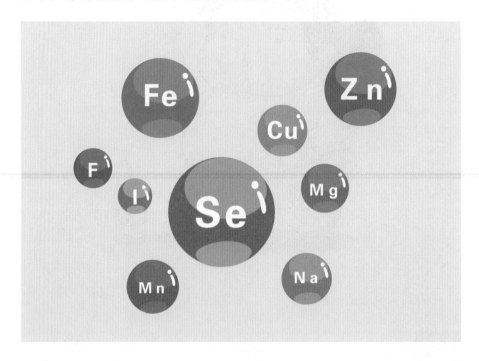

（张　筠）

15. 如何诊断哮喘？

哮喘有其特有的诊断标准,具体如下。

(1) 哮喘典型的临床症状和体征

哮喘典型的临床症状和体征:①反复发作喘息、气急,伴或不伴胸闷或咳嗽,夜间及晨间多发,常与接触变应原、冷空气、理化刺激及病毒性上气道感染、运动等有关(患者可以自我判断);②发作时双肺可闻及散在或弥漫性哮鸣音,呼气相延长(自己可以闻及哮鸣音或者医生听诊闻及);③上述临床症状和体征可经治疗缓解或自行缓解。

(2) 可变气流受限的客观检查

可变气流受限的客观检查:①支气管舒张试验阳性(需要到医院检查);②支气管激发试验阳性(需要到医院检查);③平均每日 PEF 昼夜变异率≥10% 或 PEF 周变异率≥20%(呼气峰值流速仪测定)。

符合上述症状和体征,同时具备气流受限客观检查中的任一条,并除外其他疾病所引起的喘息、气急、胸闷和咳嗽,可以诊断为哮喘。

(王　晗)

16. 什么是支气管激发试验?

支气管激发试验主要用来评价气道是否对激发因素存在过强过早的收缩反应,即测定气道是否有高反应性。适应证:第一秒用力呼气量(FEV_1)>70%,非哮喘发作期。定性判断:FEV_1 下降≥20% 判定为阳性,提示存在气道高反应性,支持哮喘诊断。

(王　晗)

17. 什么是支气管舒张试验?

支气管舒张试验主要用来评价对支气管扩张剂的反应,测定气流受限的可逆程度。适应证:FEV_1<70%,哮喘发作期。定性判断:FEV_1 增加≥12% 和 FEV_1 绝对值增加≥200 毫升判定为阳性,提示气流受限存在可逆性,支持哮喘诊断。

(王　晗)

18. 什么是 PEF 变异率?

呼气流量峰值(PEF)为呼吸流量峰值,测定其一日之内不同时间的数值,计算昼夜变异率及周变异率,平均每日 PEF 昼夜变异率≥10% 或 PEF 周变异率≥20% 为阳性。该方法简单易行,患者可家中自行测定,缺点是受患者自身影响,误差可较大,需多次练习,掌握测试技巧。

(王　晗)

19. 哮喘如何分期?

根据临床表现,哮喘可分为急性发作期、慢性持续期和临床控制期。

(1)急性发作期

急性发作期是指患者喘息、气急、胸闷、咳嗽等症状在短时间内迅速加重,肺功能恶化,需要给予额外的缓解药物进行治疗的情况。哮喘急性发作的常见诱因有接触变应原、各种理化刺激物或上呼吸道感染等,部分哮喘急性发作也可以在无明显诱因的情况下发生。哮喘发作多见于治疗依从性差、控制不佳的患者,但也可见于控制良好的患者。

(2)慢性持续期

慢性持续期是指每周均不同频度和/或不同程度地出现症状(喘息、气急、胸闷、咳嗽等)。

（3）临床控制期

临床控制期系指经过治疗或未经治疗，症状、体征消失，肺检查中功能恢复到急性发作前水平，并维持 4 周以上，1 年内无急性发作。

（冯青青）

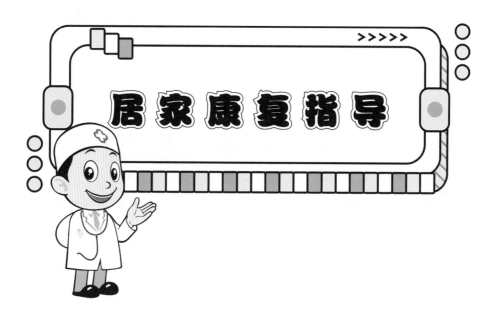

居家康复指导

20. 为什么哮喘患者需要自我评估？

哮喘是一种可治可控的慢性疾病，需要长期规范管理，新的哮喘管理模式是评估、治疗和监测。在这个过程当中，哮喘患者起到重要作用，需要主动参与到哮喘的诊治过程当中，对自己的病情需要掌握简单的判断、评估及相应的处理方法。另外，哮喘患者以居家治疗为主，更需要患者有一定的病情判断及处理能力，以应对病情变化，识别哮喘发作时的严重度，避免延误治疗。这就需要对哮喘患者进行哮喘知识的宣传和教育，帮助患者认识哮喘，并能自我评估，也正是本书的目标和宗旨。

（王　晗）

21. 哮喘自我评估工具包括哪些？

哮喘自我评估工具较多，主要为哮喘患者用来日常自我评价病情，及时发现病情变化。评估工具主要包括哮喘控制测试评分表、峰流速仪、哮喘日记及书面哮喘行动计划等。哮喘患者应知晓哮喘控制测试（ACT）评分表，家庭常备呼气峰流速仪，使用峰流速仪每日进行 PEF 的监测。尽量坚持哮喘日记，并有控制哮喘的行动计划。

（1）如何使用哮喘控制测试评分表

患者可以根据哮喘控制测试评分表（表1）对自己目前控制水平进行评估，哮喘控制测试评分表操作简单，完全可自行完成。如发现属于未完全控制的患者，及时联系医生或到医院就诊，以调整哮喘治疗方案，达到哮喘控制。

表1 哮喘控制测试（ACT）评分表

1分	2分	3分	4分	5分	得分
问题1：在过去4周内，在工作学习或家中，有多少时候哮喘妨碍您进行日常活动？					
所有时间	大多数时候	有些时候	很少时候	没有	
问题2：在过去4周内，您有多少次呼吸困难？					
每天不只1次	每天1次	每周3~6次	每周1~2次	完全没有	
问题3：在过去4周内，因为哮喘症状（喘息、咳嗽、呼吸困难、胸闷或疼痛），您有多少次在夜间醒来或早上比平时早醒？					
每周4晚或更多	每周2~3晚	每周1次	1~2次	没有	
问题4：在过去4周内，您有多少次使用急救药物治疗（如沙丁胺醇）？					
每天3次以上	每天1~2次	每周2~3次	每周1次或更少	没有	
问题5：您如何评估过去4周内您的哮喘控制情况？					
没有控制	控制很差	有所控制	控制良好	完全控制	
				合计	
结果判读与使用说明					
25分 祝贺您！达到目标	在过去4周内，您的哮喘已得到完全控制。如果有变化，请联系您的医生				
20~24分 接近目标	在过去4周内，您的哮喘已得到良好控制，但还没有完全控制。您的医生也许可以帮助您得到完全控制				
低于20分 未达到目标	在过去4周内，您的哮喘可能没有得到控制。您的医生可以帮助您制订一个哮喘管理计划，帮助您改善哮喘控制				
使用说明：ACT可以帮助哮喘患者（12岁及以上）评估他们的哮喘控制程度。请选择每个问题的得分（共5个问题）。把每个问题中的分数相加，就是您的哮喘控制测试总得分。寻找您得分的含义，并与您的医生讨论					

（2）怎样正确使用呼气峰流速仪监测

呼气峰流速仪是一种测定PEF的仪器，易于操作，就像血压计测量血压、血糖仪测量血糖一样，是哮喘患者进行气道功能自我监测的工具，操作简单。PEF是用力呼气时，呼气流量最快时的瞬间流速，属于量化指标，主要反映测试对象的通气功能，反映用力呼气时的最大呼气流量。PEF可以用来明确哮喘诊断;可以让患者客观上观察自己的通气功能状态及治疗效果,增加对治疗的依从性;还可以帮助患者通过量化指标精确了解病情变化,尽早发现哮喘控制不佳的迹象。PEF 及其变异率主要用于哮喘的诊断和病情监测,主要分三步。

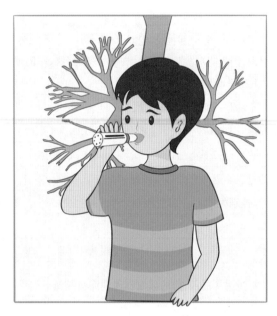

★ 第一步,测定每日 PEF。传统呼气峰流速仪易于操作,将呼气峰流速仪的游标指针归零(轻轻拨到标尺最低处);操作前,受试者采取站立姿势,或者每次采取相同体位,用嘴唇包住咬嘴部,然后尽量吸足气,注意嘴唇四周不要漏气,然后以最大的力气、最短的时间、最快的速度将肺内气体一下子呼尽;将游标指针所指的刻度值记录下来,即 PEF;每次测试进行 3 次,选择 3 次中最高的一次 PEF。近年来,电子峰流速仪进入市场,可以直接读取数据,更加方便。获得本人最佳值:可通过前期 PEF 监测得到最高的 PEF 作为本人最佳值。或可根据年龄、身高、体重在标准图中找到自己的正常预计值,近似为本人最佳值。

★ 第二步,计算 PEF 变异率。需要注意的是 PEF 及变异率监测周期应至少持续 2 周,测定 PEF 昼夜、周变异率,测定 PEF 应该每日 2 次——早晨起床后及晚上睡觉前。如果每天只能测 1 次 PEF 的情况下,最好固定在每日早晨起床后。PEF 变异率计算公式:PEF 昼夜变异率 = 2×(PEF 最高值-

PEF 最低值)/(PEF 最高值+PEF 最低值)×100%。PEF 周变异率=2×(2 周内 PEF 最高值−PEF 最低值)/(2 周内 PEF 最高值+PEF 最低值)×100%。

★ 第三步,病情轻重评估。治疗前或首次治疗时,有以下分级方法。

间歇状态(第 1 级):PEF 占本人最佳值≥80%,PEF 变异率<20%。

轻度持续(第 2 级):PEF 占本人最佳值 ≥ 80%,PEF 变异率为 20% ~30%。

中度持续(第 3 级):PEF 占本人最佳值为 60% ~79%,PEF 变异率>30%。

重度持续(第 4 级):PEF 占本人最佳值<60%且 PEF 变异率>30%。

经治疗病情得到控制后,分为完全控制和未完全控制或未控制。

完全控制:PEF 正常或 PEF 测量值/正常预计值≥80%。

未完全控制或未控制:PEF 测量值/正常预计值<80%,此时应及时就诊。

(王　晗)

22. 哮喘气道炎症如何评估?

哮喘的特点是慢性气道炎症,慢性气道炎症是哮喘临床症状反复发作的病理基础,长期持续的慢性炎症还与气道重构密切相关。故评估气道炎症应作为哮喘管理的重要内容,其目的在于:①评估哮喘严重程度及控制水平;②预测哮喘急性发作风险;③评价治疗效果;④指导治疗方案的调整。

最直接的气道炎症评价方法为有创技术,包括经支气管镜黏膜活检、支气管肺泡灌洗术及外科手术标本的病理学研究,在临床当中由于其有创性,目前未在哮喘患者当中普及。近年来多种无创技术用于哮喘气道炎症的评估,主要包括以下 3 种方法。

(1)气道反应性测定

气道反应性测定能够间接反映气道炎症,不仅可以作为确定哮喘诊断的有力依据,也可用于评估哮喘病情轻重,连续观察气道反应性,有助于判断病情发展、治疗效果和预后等。

(2)诱导痰检查

无咳痰或少量痰的哮喘患者,可以通过吸入高渗盐水刺激气道产生分泌物,然后通过咳嗽将分泌物排出并收集,所咳出的痰称为诱导痰。诱导痰当中多种成分可以用于哮喘病情评估。

(3)呼出气一氧化氮检测

一氧化氮(NO)是一种气体分子,可由气道表面多种固有细胞和炎症细胞在一氧化氮合成酶氧化作用下产生,哮喘未控制时一氧化氮多有升高,糖皮质激素治疗后一氧化氮降低。一氧化氮测定在临床应用普遍,FeNO 测定可以作为评估气道炎症和哮喘控制水平的指标,也可以用于判断吸入激素治疗的反应。美国胸科协会推荐 FeNO 的正常参考值:健康儿童$(5\sim20)\times10^{-9}$,成人$(4\sim25)\times10^{-9}$。FeNO$\geq50\times10^{-9}$提示激素治疗效果好,$<25\times10^{-9}$提示激素治疗反应性差。但是 FeNO 测定结果受多种因素的影响,诊断的敏感度和特异度差别较大,连续测定、动态观察 FeNO 变化的临床价值更大。

(4)呼出气冷凝液检测

呼出气冷凝液检测的基本原理是冷却呼出气体得到冷凝液,而后通过测定冷凝液中的各种炎症介质水平来反映肺部疾病的炎症状态。呼出气冷凝液中包含的介质众多,现已经发现的超过 200 种。通过测定呼出气冷凝液中多种产物可以评估哮喘患者肺部炎症和氧化应激水平,常用的指标包括H_2O_2、NO 代谢产物(NO)、丙二醛、硝基酪氨酸、RS-Nos、8-异前列腺素、pH、白三烯和腺苷水平,能直接反映肺部炎性状态。呼出气冷凝液的采集过程对生理功能无任何不良影响,适用范围广,具有广阔的应用前景。由于对其收集过程的要求及检测技术要求,目前并未在临床普及开展。

(5)其他

通过外周血检测炎症细胞和炎症介质是一种传统的方法,标本采集方便,检测技术成熟,其缺陷在于外周血指标很难真实、适时地反映气道炎症。外周血细胞因子的生物活性受到多种因素的干扰,其水平与肺内水平相关性不高。某些炎症介质如白三烯、血清阳离子蛋白和可溶性白介素-2受体的临床价值正在研究当中。此外,尿液中某些成分也可用于哮喘的监测,如尿液 LTE4 水平与血清、EBC 浓度具有较好的相关性。

(王林梅)

23. 如何早期识别并及时发现哮喘急性发作征兆?

其一,诱发哮喘发作前,有接触激发因素的情况,比如接触已知的变应原(变应原又称过敏原)、花粉、草粉、发霉物品、鱼虾蛋奶、发霉空气、装修材料等。

其二,患者出现胸闷、气促、呼吸困难、活动耐力下降、夜间憋醒、咳嗽、咳痰、喉部发紧、咽痒、喷嚏、流涕、流泪、急躁、胸痛等症状,以上一个、两个或者部分症状突然出现,或者逐渐加重、增多。

其三,平时规律监测 PEF 的患者,出现监测的 PEF 值近期下降,低于患者个人的正常值或患者个人最佳值的 60% ~ 80%,或较基础值降低 20%以上。

出现以上 3 种情况,需引起重视,远离变应原,及时吸入急救药物,病情严重者,及时就医。

(王林梅)

24. 如何判断哮喘急性发作时的病情严重程度?

哮喘属于可逆性气流受限性疾病,病情严重程度亦可变,哮喘急性发作时的程度轻重不一,判断病情严重程度需根据临床的症状、体征、肺功能检测和治疗反应等内容,通过比较 PEF 或 FEV_1 与发作前的变化可以量化哮喘加重的严重程度。

(1)轻度发作

步行、上楼时有轻度喘息、气急、胸闷等症状,体位自如,可平卧,能连续成句讲话,面容表情安静,无明显出汗,呼吸频率稍有增加,体检无辅助呼吸肌活动及三凹征,双肺有散在哮鸣音,血氧饱和度 >95%,心率一般 <100 次/分,无奇脉,血氧分压正常,血二氧化碳分压<45 mmHg。PEF 占预计值正常。

(2)中度发作

稍事活动即有喘息、气急、胸闷等症状,喜坐位,不能成句讲话,单词说话,面容表情烦躁或焦虑,有出汗,呼吸频率增加,体检有辅助呼吸肌活动及三凹征,双肺有弥漫、响亮哮鸣音,血氧饱和度>91%,心率一般<100 次/分,可有奇脉,血氧分压≥60 mmHg,血二氧化碳分压≤45 mmHg。PEF 占预计值或个人最佳值的 60% ~ 80%。

(3)重度发作

休息时有重度喘息、气急、胸闷等症状,端坐位,单字说话,面容表情焦虑烦躁,大汗淋漓,呼吸频率明显增加,多>30 次/分,体检发现辅助呼吸肌活动及三凹征,双肺有弥漫、响亮哮鸣音,血饱和度 ≤90%,心率一般 >120 次/分,有奇脉,血氧分压<60 mmHg,血二氧化碳分压>45 mmHg。PEF 占预计值的 60% 以下。初始药物治疗症状无改善。

(4)危重度发作

患者休息时喘息、气急、胸闷、呼吸困难明显,不能讲话,嗜睡或意识模糊,查体发现胸腹矛盾运动,哮鸣音减弱或消失,脉率变慢或不规则,血气分析提示严重低氧血症和高碳酸血症,pH 值降低,指脉氧氧饱和度低于 90%,无法测定 PEF。

只要符合某一严重程度的某些指标,而不需满足全部指标,即可提示为该级别的急性发作。

(王林梅)

25. 哮喘急性发作时病情严重程度如何分级？

哮喘急性发作时病情严重程度分级见表2。

表2　支气管哮喘急性发作时病情严重程度分级

临床特点	轻度	中度	重度	危重度
气短	步行、上楼时	稍事活动	休息时	
体位	可平卧	喜坐位	端坐呼吸	
讲话方式	连续成句	单词	单字	不能讲话
精神状态	可有焦虑,尚安静	时有焦虑或烦躁	常有焦虑、烦躁	嗜睡或意识模糊
出汗	无	有	大汗淋漓	
呼吸频率	轻度增加	增加	常>30 次/分	
辅助呼吸肌活动及三凹征	常无	可有	常有	胸腹矛盾呼吸
哮鸣音	散在,呼吸末期	响亮、弥散	响亮、弥散	减弱,乃至无
脉搏/(次/分)	<100	100～120	>120	变慢或不规则
奇脉	无	可有	常有(成人)	无,提示呼吸肌疲劳
初次支气管舒张剂治疗后 PEF 占预计值或个人最佳值百分比	>80%	60%～80%	<60% 或 100 L/min 或作用时间<2 h	
静息状态下 PaO$_2$/mmHg	正常	≥60	<60	<60
静息状态下 PaCO$_2$/mmHg	<45	≤45	>45	>45

续表

临床特点	轻度	中度	重度	危重度
静息状态下 SaO₂/%	>95	91～95	≤90	≤90
pH 值				降低

注:只要符合某一程度的某些指标,无须满足全部指标,即可提示为该级别的急性发作;PEF 为呼气峰流速;PaO₂ 为动脉血氧分压;PaCO₂ 为动脉血二氧化碳分压;SaO₂ 为动脉血氧饱和度;1 mmHg≈0.133 kPa。

（王林梅）

26. 哮喘患者什么情况下需要及时就医？

其一,重度哮喘急性发作。休息时有重度喘息、气急、胸闷等症状,端坐位,单字说话,面容表情焦虑烦躁,大汗淋漓,呼吸频率明显增加,多>30 次/分,体检发现辅助呼吸肌活动及三凹征,双肺有弥漫、响亮哮鸣音,血氧饱和度≤90%,心率一般>120 次/分,有奇脉,测量氧分压<60 mmHg,二氧化碳分压>45 mmHg。PEF 占预计值的 60% 以下。初始药物治疗症状无改善。

其二,危重度患者。患者休息时喘息、气急、胸闷、呼吸困难明显,不能讲话,嗜睡或意识模糊,查体发现胸腹矛盾运动,哮鸣音减弱或消失,脉率变慢或不规则,血气分析提示严重低氧血症和高碳酸血症,pH 值降低,指脉氧氧饱和度低于90%,无法测定 PEF 值,需立即就医。

其三,应用支气管扩张剂反应不迅速,或用药后症状改善持续时间小于3 小时。

其四,正在口服激素,哮喘症状依然控制不佳。或停用口服激素而出现哮喘症状或原症状加重。

其五,哮喘急性发作,口服或静脉使用激素治疗后,2～6 小时内症状无改善。

其六,支气管哮喘控制不佳,过分依赖急救药物(速效 β_2 受体激动剂,比如沙丁胺醇气雾剂),特别是每个月使用沙丁胺醇气雾剂超过 1 支。

其七,重症哮喘,曾经有过气管插管和机械通气的哮喘患者或濒于致死性哮喘病史的哮喘患者,出现哮喘急性发作。

其八,最近一年内曾因哮喘重度或者危重度急性发作住院或者去过医院急诊救治的患者,再次出现哮喘症状或原症状加重。

(王林梅)

27. 如何判断哮喘控制与否?

非急性发作期哮喘严重性评估方法为哮喘控制水平,这种评估方法包括了目前临床控制评估和未来风险评估,临床控制又可分为控制、部分控制和未控制 3 个等级。

(王林梅)

28. 哮喘的治疗目标是什么?

哮喘的治疗目标包括:①达到良好的哮喘控制水平(哮喘控制测试评分≥20 分),并维持日常的活动;②最大限度地减少哮喘发作、肺功能不可逆损害以及最少的(或无)药物不良反应。

(冯青青)

29. 治疗哮喘的药物怎么分类？

治疗哮喘的药物种类繁多,可分为控制性药物和缓解性药物。

(1)控制性药物

控制性药物是指需要长期每天使用的药物。这些药物主要通过抗炎作用使哮喘维持临床控制,其中包括吸入性糖皮质激素(简称激素)、全身用激素、白三烯调节剂、长效 β_2 受体激动剂(LABA,须与吸入性糖皮质激素联合应用)、缓释茶碱、色苷酸钠、抗 IgE 抗体及其他有助于减少全身激素剂量的药物等。

(2)缓解性药物

缓解性药物是指按需使用的药物。这些药物通过迅速解除支气管痉挛从而缓解哮喘症状,其中包括速效吸入 β_2 受体激动剂、全身用激素、吸入性抗胆碱药、短效茶碱及短效口服 β_2 受体激动剂等。

(高崴崴)

30. 哮喘治疗为何首选吸入性药物？

哮喘的用药包括静脉、口服和吸入 3 种方式。其中吸入给药是最佳的给药方式。吸入疗法是指将药物以气雾或干粉等方式吸入呼吸道治疗疾病的方法。吸入疗法在治疗哮喘的多种给药途径中已经显示出了较大的优越性。

(1)局部浓度高,起效快

吸入的药物直接作用于气道,发挥治疗作用,某些平喘药物吸入后 3 ~ 5 分钟即可发挥平喘作用,因而起效快,可以快速扩张支气管及对抗气道炎症。

（2）用药量少，不良反应小

吸入药量仅为口服药量的 1/20 ～ 1/10，故药物引起的全身性不良反应明显少于口服或者静脉给药，不经过胃肠道及血液循环，无消化道不良反应，对肝肾影响小。

（3）使用方便，不受进食影响

避免了服药困难和注射的疼痛等。目前，哮喘常用的吸入疗法有 3 种：定量气雾剂吸入法、干粉吸入法、定量手控气雾加储雾罐吸入法。

（高崴崴）

31. 激素是最有效的控制气道炎症的药物吗？

哮喘的主要特点是慢性气道炎症，并且是非特异性慢性气道炎症，控制这种炎症，抗生素是无效的。目前应用最广泛、作用最强的药物是激素，激素通过抑制炎症反应，控制哮喘慢性气道炎症。激素给药途径包括吸入、口服和静脉应用等，吸入为首选途径。吸入性糖皮质激素通过吸气过程给药，药物直接作用于呼吸道，所需剂量较小，局部抗炎作用强，全身性不良反应较少。吸入性糖皮质激素可以有效减轻哮喘症状，提高生命质量，改善肺功能，降低气道高反应性，控制气道炎症，减少哮喘发作的频率和减轻发作的严重程度，降低病死率。吸入性糖皮质激素的剂量与预防哮喘严重急性发作的作用之间有非常明确的关系，所以，严重哮喘患者长期大剂量吸入激素是有益的。吸烟可以降低激素的效果，故吸烟患者须戒烟并给予较高剂量的吸入性糖皮质激素。

临床上常用的吸入性糖皮质激素有 4 种，包括二丙酸倍氯米松、布地奈德、丙酸氟替卡松、环索奈德等。一般而言，使用干粉吸入装置比普通定量气雾剂方便，吸入下气道的药物量较多。

口服激素：适用于中度哮喘发作、慢性持续哮喘大剂量吸入激素联合治疗无效的患者和作为静脉应用激素治疗后的序贯治疗。

静脉输注激素:适用于严重急性哮喘发作时,短时间应用。

(高崴崴)

32. β_2受体激动剂起到什么作用?

β_2受体激动剂是一类能与气道黏膜平滑肌上的β_2受体结合的物质,其与β_2受体结合,激活兴奋性G蛋白,活化腺苷酸环化酶,催化细胞内三磷酸腺苷(ATP)转化为环磷酸腺苷(cAMP),细胞内的cAMP水平增加,进而激活cAMP依赖蛋白激酶(PKA),通过细胞内游离钙浓度的下降,肌球蛋白轻链激酶(MCLK)失活和钾通道开放等途径,最终松弛平滑肌。此外,β_2受体激动还可抑制肥大细胞与中性粒细胞释放炎症介质,增强气道纤毛运动、促进气道分泌、降低血管通透性、减轻气道黏膜下水肿等,这些效应均有利于缓解或消除哮喘。本类药物没有抑制气道内炎症的作用。通过舒张气道平滑肌、降低微血管的通透性、增加气道上皮纤毛的摆动等,缓解哮喘症状。此类药物较多,可分为短效(作用维持4~6小时)和长效(维持10~12小时)β_2受体激动剂。后者又可分为速效(数分钟起效)和缓慢起效(30分钟起效)两种。详见表3。

表3　β_2受体激动剂分类

起效时间	作用维持时间	
	短效	长效
速效	沙丁胺醇吸入剂	福莫特罗吸入剂
	特布他林吸入剂	
	非诺特罗吸入剂	
慢效	沙丁胺醇口服剂	沙美特罗吸入剂
	特布他林口服剂	

(高崴崴)

33. 什么是白三烯调节剂？

除吸入性糖皮质激素外，白三烯调节剂是唯一可单独应用的控制性药物，可作为轻度哮喘的替代治疗药物和中重度哮喘的联合治疗用药。目前在国内应用主要是半胱氨酰白三烯受体拮抗剂，抑制半胱氨酰白三烯的致喘和致炎作用，可减轻哮喘症状，改善肺功能，减少哮喘的恶化，但其作用不如吸入性糖皮质激素，也不能取代激素。作为联合治疗中的一种药物，本品可减少中度至重度哮喘患者每天吸入激素的剂量，并可提高吸入激素治疗的临床疗效。本品与吸入激素联用的疗效比吸入长效 β_2 受体激动剂与吸入激素联用的疗效稍差，但本品服用方便，尤适用于阿司匹林哮喘、运动性哮喘和伴有变应性鼻炎哮喘患者的治疗。并且本品使用较安全。白三烯受体拮抗剂扎鲁司特 20 毫克，每天 2 次；孟鲁司特 10 毫克，每天 1 次；异丁司特 10 毫克，每天 2 次。

（高崴崴）

34. 什么是茶碱类药物？

茶碱类药物是临床常用的平喘药，属于磷酸二酯酶抑制剂，具有舒张支气管平滑肌作用，并具有强心、利尿、扩张冠状动脉、兴奋呼吸中枢和呼吸肌等作用。茶碱类药物及其衍生物已经有 300 多种，最常用的茶碱类药物有氨茶碱、二羟丙茶碱、多索茶碱、胆茶碱、茶碱乙醇胺等。茶碱类药物可分为口服给药及静脉给药，具体如下：

(1) 口服给药

口服给药包括氨茶碱和控(缓)释型茶碱。用于轻度至中度哮喘发作和维持治疗。口服控(缓)释型茶碱后昼夜血药浓度平稳,平喘作用可维持12～24 小时,尤适用于夜间哮喘症状的控制。联合应用茶碱、激素和抗胆碱药物具有协同作用。但本品与 β_2 受体激动剂联合应用时,易出现心率增快和心律失常,应慎用并适当减少剂量。

(2) 静脉给药

氨茶碱加入葡萄糖溶液中,缓慢静脉注射或静脉滴注,适用于哮喘急性发作且近 24 小时内未用过茶碱类药物的患者。由于茶碱的"治疗窗"窄,以及茶碱代谢存在较大的个体差异,在有条件的情况下应监测其血药浓度,及时调整浓度和滴速。多索茶碱的作用与氨茶碱相同,但不良反应较轻。双羟丙茶碱的作用较弱,口服生物利用度低,不良反应也较少。

(高崴崴)

35. 什么是抗胆碱药物?

抗胆碱能药物种类繁多,在临床应用时间较长,常用的有阿托品、山莨菪碱、颠茄、解痉灵等,该类药物主要用于松弛支气管平滑肌及胃肠道平滑肌。用于呼吸道的抗胆碱能药,目前主要以吸入药为主,吸入抗胆碱药物如异丙托溴铵、氧托溴铵和噻托溴铵等,通过降低迷走神经张力而舒张支气管。其舒张支气管的作用比 β_2 受体激动剂弱,起效也较慢,但长期应用不易产生耐药,对老年人的疗效不低于年轻人。本品有气雾剂和雾化溶液两种剂型。经压力定量气雾剂吸入异丙托溴铵气雾剂,常用剂量为 20～40 微克,每天 3～4 次;经雾化泵吸入异丙托溴铵溶液的常用剂量为 0.5 毫克,每天3～4 次。噻托溴铵系长效抗胆碱药物,仅需每天 1 次吸入给药。本品对有吸烟史的老年哮喘患者较为适宜,但妊娠早期妇女和患有青光眼或前列腺增生的患者应慎用。异丙托溴铵可用在一些因不能耐受 β_2 受体激动剂的哮喘患者,目前也已有证据表明噻托溴铵对哮喘长期治疗有一定效果。

(高崴崴)

36. 什么是抗 IgE 治疗?

　　抗免疫球蛋白 E(IgE)单克隆抗体是一种人源化的重组鼠抗人的抗 IgE 单克隆抗体,目前它主要用于 4 级或以上治疗仍未控制且血清 IgE 水平增高的严重哮喘患者。抗 IgE 单克隆抗体可显著改善重度哮喘患者的症状、肺功能和生活质量,减少口服激素和急救用药,降低哮喘严重急性发作率,降低住院率,且具有良好的安全性和耐受性。使用方法:皮下注射,使用时根据患者治疗前 IgE 水平和体重确定注射剂量,每 2 周或 4 周给药 1 次,疗程一般不少于 6 个月。

(高崴崴)

37. 什么是抗 IL-5 治疗?

　　白介素-5(IL-5)是一种细胞因子,能够调节嗜酸性粒细胞(白细胞的一种)的生长、活化、存活,并能够为嗜酸性粒细胞从骨髓迁移至肺部及其他器官提供重要的信号。IL-5R 是 IL-5 受体,抗 IL-5 单抗、抗 IL-5R 单抗治疗哮喘,可以减少患者体内嗜酸性粒细胞浸润,减少哮喘急性加重和改善患者生命质量,对于高嗜酸性粒细胞血症的哮喘患者效果好。用于4级或以上治疗仍未控制的严重嗜酸性粒细胞哮喘。

（高崴崴）

38. 什么是变应原特异性免疫疗法?

变应原特异性免疫疗法是将变应原(如尘螨、真菌等)制备不同的浓度制剂,然后将这些制剂通过皮肤注射或者是舌下给药的途径与患者反复接触,浓度由小到大,剂量从低到高,达到患者对这种变应原产生耐受,当机体以后再次接触这种物质时不至于产生过敏现象或过敏现象减轻。变应原特异性免疫疗法可减轻哮喘症状和降低气道高反应性,适用于变应原明确,且在严格的环境控制和药物治疗后仍控制不良的哮喘患者。变应原特异性免疫疗法存在诱发变态反应的风险,应在医生指导下进行。舌下给药较皮下注射简便,变态反应发生率较低,长期疗效尚待进一步验证。

（高崴崴）

39. 其他治疗哮喘的药物有哪些?

(1)抗组胺药物

抗组胺药物是一类可拮抗组胺的药物。一般所说的抗组胺药物主要是指组胺 H_1 受体拮抗剂(包括第一代抗组胺药物、第二代抗组胺药物、第三代抗组胺药物）。第一代抗组胺药物包括扑尔敏、苯海拉明、异丙嗪、曲吡那敏等，第二代抗组胺药物主要有氯雷他定、西替利嗪等，第三代抗组胺药物代表药为地氯雷他定。其中口服第二代抗组胺药物如酮替芬、氯雷他定、阿司咪唑、氮卓斯汀、特非那定等具有抗变态反应作用，但在哮喘治疗中的作用较弱，可用于伴有变应性鼻炎哮喘患者的治疗，这类药物的不良反应主要是嗜睡。阿司咪唑和特非那定可引起严重的心血管不良反应，应谨慎使用。

（2）其他口服抗变态反应药物

如曲尼司特、瑞吡司特等可应用于轻度至中度哮喘的治疗。其主要不良反应是嗜睡。

（高崴崴）

40. 治疗哮喘的新药物有哪些?

新型的吸入糖皮质激素（ICS）、吸入糖皮质激素/长效 β_2 受体激动剂（ICS-LABA）复合制剂及吸入糖皮质激素/长效 β_2 受体激动剂/长效抗胆碱能药（ICS+LABA+LAMA）三联复合制剂。

（1）环索奈德

该药为前体药，吸入肺内后生成有活性的去异丁酰基环索奈德，其活性是前体药的 100 倍。环索奈德气雾剂的颗粒小，在肺内的沉降率超过 50%，可以每日一次使用，全身性不良反应少。

（2）ICS-LABA 复合制剂

这类复合制剂有丙酸倍氯米松/福莫特罗、糠酸莫米松/福莫特罗、环索奈德/福莫特罗、糠酸莫米松/茚达特罗等。

（3）ICS+LABA+LAMA 三联复合制剂

布地奈德-福莫特罗-格隆溴铵气雾剂、糠酸氟替卡松-维兰特罗-乌美溴铵干粉剂，都是在 ICS-LABA 复合制剂基础上再加上 LAMA，重度哮喘患者使用吸入的三联复合制剂更方便。

41. 治疗哮喘的新方法有哪些？

支气管热成形术是在支气管镜下，射频消融气道平滑肌治疗哮喘的新技术，可以削减哮喘患者的支气管平滑肌数量，降低支气管收缩能力，降低气道高反应性。对于4级或以上治疗仍未控制的哮喘，该方法是一种可以选择的方法。支气管热成形术对重度哮喘有效，但其远期疗效及安全性、最大获益人群等仍需进一步临床研究。

（高崴崴）

42. 哮喘吸入药物的种类有哪些？

(1) 缓解类药物

用于哮喘的急性发作时，迅速缓解哮喘症状。短效 β_2 受体激动剂（SABA）为治疗哮喘急性发作的首选药物，能松弛支气管周围紧缩的平滑肌，从而暂时扩张痉挛的呼吸道。可在3~5分钟内起效，当出现哮喘症状时，需要使用快速缓解药物，药效持续约4个小时。哮喘患者需要随身携带这类药物，以备不时之需。缓解类药物可用来预防运动诱发的哮喘，须遵医嘱在运动前10~15分钟使用。常用缓解类药物有沙丁胺醇和特布他林。应按需间歇使用，不宜长期单一使用。主要不良反应有心悸、骨骼肌震颤、低钾血症等。

(2) 控制类用药

用于哮喘的长期控制，以避免哮喘症状发生，需要每天1~2次固定剂量使用。

★吸入性糖皮质激素(ICS):能减少呼吸道炎症和黏液分泌,降低肺部对诱发因素的敏感性。需要坚持每天使用,当症状好转,不能自行停用或减量,而应咨询医生后调整药物剂量。

★吸入长效 β_2 受体激动剂(LABA):可松弛呼吸道长达 12 小时,一般不单独用于哮喘治疗,需要配合糖皮质激素使用,以有效控制哮喘。

★吸入性糖皮质激素+长效 β_2 受体激动剂(ICS+LABA):两种药物在同一吸入装置中,既能减少呼吸道炎症,又能松弛呼吸道,使哮喘得到良好的控制。目前常用的 ICS+LABA 联合制剂有氟替卡松/沙美特罗吸入干粉剂、布地奈德/福莫特罗吸入干粉剂。

★抗胆碱能药物:主要作用为舒张支气管,减少黏液分泌。但其舒张支气管的作用比 β_2 受体激动剂弱。分为短效抗胆碱能药(SAMA,维持 4 ~ 6 小时)和长效抗胆碱能药(LAMA,维持 24 小时)两种。

短效抗胆碱能药(SAMA):常用的药物为异丙托溴铵,主要用于哮喘急性发作的治疗,多与 β_2 受体激动剂联合应用。

长效抗胆碱能药(LAMA):常用药物有噻托溴铵吸入干粉或气雾剂,持续时间可达 24 小时,LAMA 主要用于哮喘合并慢性阻塞性肺疾病以及慢性阻塞性肺疾病患者的长期治疗。

(高崴崴)

43. 如何掌握都宝的正确吸入方式?

第一步,旋松并将盖子拔出。

第二步,垂直拿药瓶旋转底座,旋转至不能再转时原路返回,当听到"咔嗒"一声时表明药物已经装好。

第三步,先呼一口气,将气呼尽后,不吸气,将吸嘴放入口中,双唇包住吸嘴,用力吸气,然后将装置从口中拿出。

第四步,屏气 10 秒或尽量长时间屏住呼吸后缓慢呼气。

第五步,吸药后注意漱口。

注意:急性发作,PEF 很低的患者吸不动此装置。

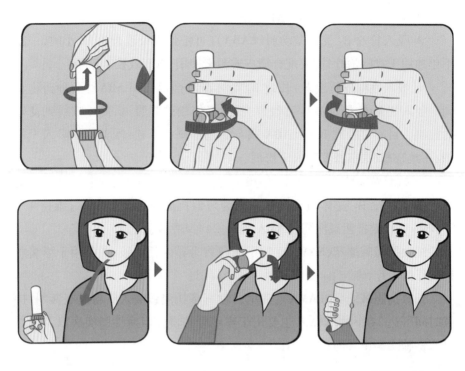

（周 正）

44. 如何掌握准纳器的正确吸入方式?

第一步,用一只手握住外壳,用另外一只手的拇指放在拇指柄上,向外推动拇指直至完全打开准纳器。

第二步,吸嘴对着自己,握着准纳器向外推动滑竿,直至发出"咔嗒"声,表明准纳器已经做好吸药的准备,此时药物读数减少一个数(倒计数)。

第三步,先呼一口气,将气呼尽,不还气,然后将吸嘴放入口中,深而平稳地从准纳器吸入药物,然后将准纳器从口中拿出。

第四步,屏气 10 秒或尽量长时间屏住呼吸后缓慢呼气。

第五步,吸药后注意漱口。

准纳器的特点:低吸气阻力,适合 4 岁以上患者,密封包装,有准确计数,输出剂量稳定,加入乳糖,吸药后患者有感觉。

注意:吸嘴对准咽部,头略仰起,将气道拉直后吸入效果更佳;急性发作,PEF 很低(低于 150)的患者吸不动此装置。

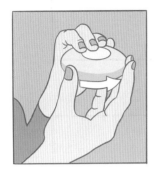 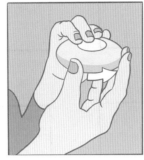 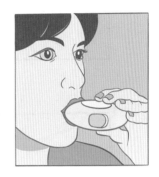

(周　正)

45. 如何掌握手钦式气雾剂的正确吸入方式?

第一步,将盖打开。

第二步,用力摇匀药物。

第三步,先呼一口气,将气呼尽。

第四步,做深而慢的吸气,吸气同时,按压气雾剂。

第五步,屏气 10 秒或尽量长时间屏住呼吸后缓慢呼气。

第六步,吸药后注意漱口至咽部(避免残留在口中的药物引起口咽部局部的溃疡及声音嘶哑等副作用)。

注意:按压气雾剂时一定要与吸气同步。

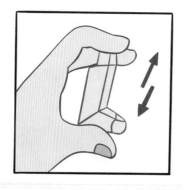
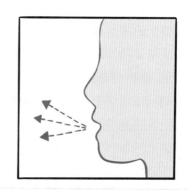
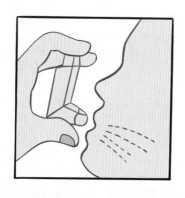
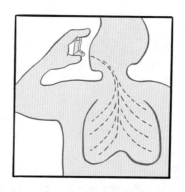

（周　正）

46. 如何掌握吸乐的正确吸入方式？

第一步，放药。

第二步，打开防尘帽和吸嘴。

第三步，从包装中取出一粒胶囊，放于中央室。

第四步，合上吸嘴直至听到一"咔嗒"声。

第五步,按压和吸入。

第六步,将刺孔按钮完全按下一次,然后松开。

第七步,尽量深呼吸,注意不要对着吸嘴呼气,然后用嘴唇紧紧含住吸嘴,缓慢地、平稳地深吸气。其速率应足以听到胶囊振动。

第八步,打开吸嘴,倒出用过的胶囊,关闭吸嘴和防尘帽保存。

注意事项:①每次使用后,拆下含口器并以温水冲洗,自然干燥,不用时将护盖盖好;②注意不要对着吸嘴呼气,以免弄湿粉末影响吸入;③使用吸入性糖皮质激素后,应立即漱口,以免声音嘶哑及白念珠菌感染。

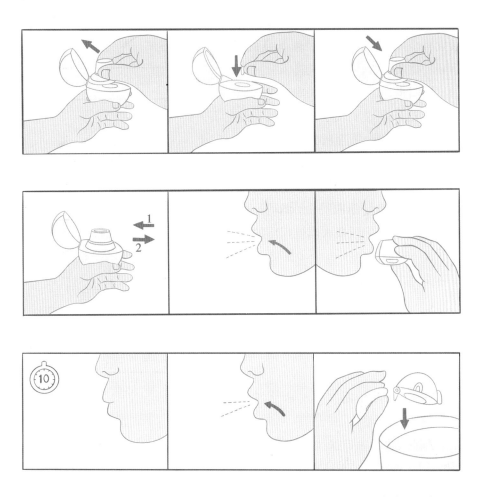

（周　正）

47. 如何掌握软雾气雾剂的正确吸入方式？

第一步，安装和试喷。

第二步，盖上防尘帽，按压保险扣的同时拔下透明底座。

第三步，从药盒中取出药瓶并将其推入吸入装置直至发出"咔嗒"声后使其良好对位，推入后轻轻抵紧药瓶，使其完全进入。

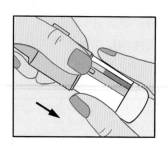

第四步，重新安装透明底座。

第五步，将透明底座按照标签上红色箭头指示方向旋转半周，直至听到"咔嗒"声。

第六步，将防尘帽完全打开。将吸入器指向地面，按压一下给药按钮后盖上防尘帽。

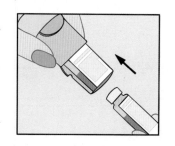

第七步，重复第四、五、六步骤，直至可以喷出雾状药物，即完成吸入器使用前的准备工作。

接下来采用以下3个步骤使用药物。以上试喷步骤并不会影响可供您使用的药物剂量。

(1) 转 (旋转)

将透明底座按照标签上红色箭头指示方向旋转半周，直至听到"咔嗒"声。

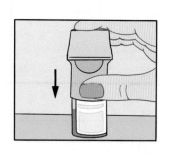

(2) 开 (打开)

完全打开防尘帽。

(3) 按 (按压)

先缓缓深呼一口气，将气呼完，然后含住口含器，将药物吸入装置指向咽喉后部，按压给药按钮并缓慢尽可能长时间吸气，并屏住呼吸10秒或尽量长时间屏住呼吸。

注意：吸气时不要遮住气孔。

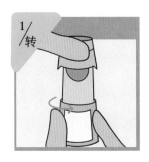
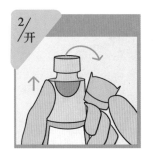
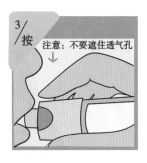

（周　正）

48. 雾化吸入疗法是什么？

雾化吸入是一种以呼吸道和肺为靶器官的直接给药方法,具有起效快、局部药物浓度高、用药量少、应用方便及全身不良反应少等优点,已作为呼吸系统相关疾病重要的治疗手段。相比其他途径,雾化吸入疗法的优点如下:①直击靶点,即可直接作用于人体的呼吸道和肺泡;②起效迅速直接;③全身不良反应少,这不仅因为局部给药避免了全身副作用,而且其剂量大多只有其他给药方式的十分之一,因此能明显减少药物毒副作用;④操作简便,无须患者同步或吸气流速等配合。

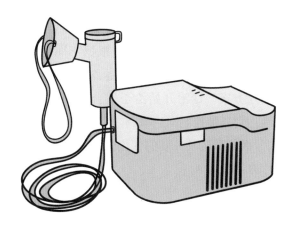

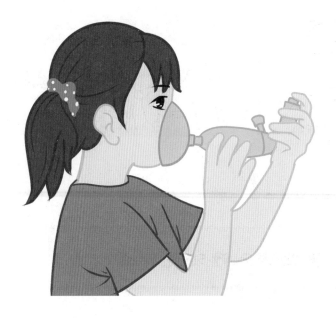

（周　正）

49. 什么是哮喘阶梯式治疗？

　　哮喘是一个以气道慢性炎症、气道高反应性为特征的慢性疾病，并且疾病严重程度具有可变性，因此治疗方案应该根据不同的病情而制订。治疗的目标是以最少的药物达到哮喘的最佳控制，需要制订与哮喘分期和分级相适应的阶梯式治疗方案。诊治开始给予适合分期和分级的治疗药物，以使患者尽可能快地达到哮喘控制而后减药。以后每 3 个月评估一次，根据病情控制情况评估、分级的升降及分期的变化，决定治疗方案的升降。

　　哮喘长期治疗方案见表 4。

表4　哮喘长期治疗方案

治疗方案	第1级	第2级	第3级	第4级	第5级
推荐选择控制药物	不需使用	低剂量ICS	低剂量ICS加LABA	中/高剂量ICS加LABA	加其他治疗，如口服糖皮质激素
其他选择控制药物	低剂量ICS	白三烯受体拮抗剂	中/高剂量ICS	中/高剂量ICS加LABA加LAMA	加LAMA
		低剂量茶碱	低剂量ICS加白三烯受体拮抗剂	高剂量ICS加白三烯受体拮抗剂	加IgE单克隆抗体
			低剂量ICS加茶碱	高剂量ICS加茶碱	加IL-5单克隆抗体
缓解药物	按需使用SABA	按需使用SABA	按需使用SABA或低剂量布地奈德/福莫特罗或倍氯米松/福莫特罗		

注:推荐选用的治疗方案,但也要考虑患者的实际状况,如经济收入和当地的医疗资源等。低剂量ICS指每日吸入布地奈德(或等效其他ICS)200~400微克,中等剂量为400~800微克,高剂量为800~1600微克。

（刘　颖）

50. 妊娠期哮喘怎么治疗?

妊娠期哮喘是指女性妊娠期间出现的哮喘。4%~8%孕妇患哮喘,1/3哮喘患者因妊娠而加重,多发生在妊娠第4~36周。妊娠哮喘不仅影响孕妇,还影响胎儿:未控制的妊娠哮喘会导致孕妇发生子痫或妊高征,还可增加围产期病死率、早产率和低体重儿的发生率,而目前妊娠期哮喘的控制管理现状不容乐观。妊娠期哮喘治疗原则与典型哮喘相同,基于妊娠安全性考虑,药物选择要慎重:布地奈德、沙丁胺醇、特布他林对胎儿影响小。从妊娠早期补充适量维生素 D 可减少哮喘高危后代的儿童期哮喘、发作性喘息的发生,妊娠期饮食中富含叶酸并同时服用推荐水平及以上剂量的叶酸补充剂则会轻度提高后代儿童期哮喘的发生风险。妊娠期哮喘的全程化管理可减少哮喘症状波动或急性发作给孕妇和胎儿带来的负面影响。包括:①评估和监测哮喘病情,监测 PEF 变异率;②控制哮喘加重的因素,避免接触诱发因素;③妊娠哮喘急性发作时,咳嗽、胸闷、气急、喘息或 PEF 下降 20%,胎动减少以 $SaO_2 < 90\%$ 时,应立即每 20 分钟吸入 2~4 吸沙丁胺醇,观察 1 小时,无改善需立即就诊;④如哮喘急性发作严重,且胎儿已成熟,可考虑终止妊娠;⑤以 FeNO 指导用药的孕期哮喘管理方式,可预防后代学龄前期哮喘的发生。

(刘　颖)

51. 哮喘患者的变应性鼻炎需要同时治疗吗?

哮喘和变应性鼻炎两者在病因、免疫学和发病机制等方面均非常相似。因此两者的诊断手段和治疗方法有许多相似之处。一旦确诊为哮喘合并变应性鼻炎,就应进行联合治疗。联合治疗的优点是既可以降低两种疾病分别治疗时所带来的高费用,又可以降低哮喘病的复发概率。变应性鼻炎和支气管哮喘的抗炎治疗均以吸入糖皮质激素为主,通过经鼻吸入糖皮质激素进行上、下呼吸道的联合抗炎治疗。此外,由于哮喘和变应性鼻炎为过敏性疾病,一旦确诊就应该尽早给予抗变态反应药物。有效地控制变应性鼻炎可以避免大多数哮喘发作或避免哮喘加重,因此使用抗变态反应药物治疗变应性鼻炎对改善哮喘的预后具有重要意义。

(刘　颖)

52. 哮喘合并感染应如何治疗?

大多数患者均因呼吸道感染而诱发支气管哮喘,或者使哮喘症状加重。感染的病原体包括细菌、病毒、真菌等。呼吸道感染后,可使呼吸道纤毛上皮遭受破坏脱落,黏液清除能力下降,黏膜下血管通透性增加,大量黏液细胞碎片和血浆渗出液堆积在呼吸道腔内,加之炎症细胞填充在细支气管和肺泡内,使气道阻塞,诱发和加重哮喘症状。此外,感染可促进炎症介质的释放,而大量炎症介质又可诱发和/或加重支气管哮喘的发作。应尽早使用抗感染药物,如青霉素类、头孢菌素类、大环内酯类及氟喹诺酮类等抗菌药物或抗病毒、抗真菌药物。

(刘　颖)

53. 哮喘治疗疗程是多少?

支气管哮喘属于慢性病,治疗周期长,部分患者需要终身药物治疗,对于典型哮喘,经药物治疗达到完全控制,并逐渐减药至最低药物剂量控制哮喘稳定 1 年,且哮喘不再发作,可考虑停药观察。对于咳嗽变异性哮喘,根据症状控制情况,疗程可适当缩短。

(刘　颖)

54. 吸入激素的副作用有哪些？

吸入性糖皮质激素在口咽部局部的不良反应包括声音嘶哑、咽部不适和念珠菌感染。吸药后及时用清水含漱口咽部,选用干粉吸入剂或加用储雾器可减少上述不良反应。目前有证据表明成人哮喘患者每天吸入低至中等剂量激素,不会出现明显的全身不良反应。长期高剂量吸入激素后可能出现的全身不良反应包括皮肤瘀斑、肾上腺功能抑制和骨密度降低等。目前没有证据表明吸入性糖皮质激素可以增加肺部感染(包括肺结核)的发生率,因此伴有活动性肺结核的哮喘患者可以在抗结核治疗的同时吸入激素治疗。已上市的吸入性糖皮质激素中丙酸氟替卡松和布地奈德的全身不良反应较少。

(郭云波)

55. 吸入 β_2 受体激动剂的副作用有哪些？

β_2 受体激动剂可激动肌肉内 β_2 受体,因此有些患者在吸入后会有震颤、头痛、强直性肌肉痉挛,虽然心脏 β 受体主要是 β_1 受体,但仍会有交叉作用,所以有些患者会出现心悸。震颤是相对常见的,老年人症状可能更明显,会让患者误认为是帕金森病表现。一般停药后症状就会消失。胆碱受体拮抗剂主要在于其扩瞳作用导致眼压升高,减少唾液分泌导致口干以及前列腺肥大致排尿困难。

(郭云波)

56. 应用激素后出现副作用怎么办？

激素是治疗哮喘气道慢性炎症最有效的药物,在哮喘的治疗中常使用的是吸入激素,这类药物基本不进入血液循环,因此不良反应很小。吸入糖皮质激素的不良反应仅为口服或静脉应用激素不良反应的1%。吸入用药量仅是口服用药量的1/20~1/10,但吸入用药效果却是全身用药的500~1000倍。口服或静脉应用糖皮质激素仅用于急性、重症发作的哮喘患者,短时间应用对身体影响很小。患者需要权衡利弊,控制哮喘为首要选择,不要为可能不发生的激素副作用过于焦虑。

(郭云波)

57. 哮喘患者需要常备的药物及医用品有哪些？

(1)药物

沙丁胺醇气雾剂(SABA)、布地奈德/福莫特罗、口服激素(甲泼尼龙片、泼尼松),尤其是沙丁胺醇气雾剂,随身携带,以备不时之需。

(2)医用品

有条件者,尽量备家用吸氧装置(氧气瓶或者制氧机)。

(张 筠)

58. 气喘、咳嗽基本缓解，哮喘就可以停药了吗？

　　这是不对的。哮喘的轻微症状也提示气道的炎症没有被控制，如果不经过规范的治疗，这种慢性炎症就会导致气道结构的破坏，造成永久性的肺功能损害。没有被控制的哮喘，无论平常症状轻或重，均可造成哮喘的急性发作或病情的恶化。因此，无论有没有症状，哮喘患者均需要长期持续地使用控制哮喘的药物进行治疗。

（张　筠）

59. 应用治疗支气管哮喘的药物会成瘾吗？

　　支气管哮喘是一种气道的慢性炎症性疾病，哮喘症状的出现是气道炎症所致。治疗时间如果过短，气道炎症不能被消除和控制，哮喘病的症状就会反复出现。这就是有些哮喘患者应用哮喘药物后症状很快控制消失，但停药后不久哮喘症状再次出现的原因。这种现象并不是哮喘药物成瘾。因此我们不必顾虑哮喘药物治疗会成瘾，长期规律地吸入糖皮质激素控制哮喘的气道炎症，达到炎症控制消失后再逐渐减少或停用抗炎药物，才能控制哮喘，达到哮喘的临床控制目标。

（张　筠）

60. 哮喘急性发作需要用抗生素吗?

很多患者误认为抗生素是万能的,哮喘发病时就用抗生素,甚至向医生提出静脉应用某种抗生素。这是一种误区。哮喘发作是由多种因素诱发的,其中细菌感染只是少部分,此外还有病毒感染,支原体、衣原体感染,接触变应原也是诱发因素之一。因此,大多数患者是不需要使用抗生素的。有细菌感染时可以使用抗生素,但抗生素应用只能起到抗感染作用,不能消除哮喘支气管黏膜的变态反应性炎症。所以它不能解决哮喘的根本问题。

(张 筠)

61. 哮喘急性发作时的急救措施有哪些?

其一,立刻脱离变应原,保持空气新鲜,避免有花粉、草粉、煤油、烟雾、油漆等刺激性气体。

其二,取坐位或半卧位休息。尽可能消除恐惧心理和焦虑情绪,慎用镇静剂。

其三,吸入沙丁胺醇气雾剂,每次 1～2 喷,必要时每 20 分钟重复 1 次(1 小时内)。但不宜长期、单一使用,也不宜过量应用,否则可引起骨骼肌震颤、低钾血症、心律失常等不良反应。平日应用吸入激素治疗的患者可尽早口服激素,如泼尼松 0.5～1 毫克/千克或等效剂量的其他激素。

其四,保持呼吸道通畅,清除口鼻分泌物。如果呼吸困难严重,口唇、指甲发绀,需尽快吸氧。如果有条件,可以 3 升/分的流量通过鼻导管或面罩吸入氧气(吸入的氧气需加湿)。如果没有条件吸氧,需紧急就医。病情严重者,立即送往医院,或向急救中心呼救,请急救医生前来救治。

（张　筠）

62. 哮喘患者如何随访？

通常情况下,患者在初诊后 2～4 周回访,以后每 1～3 个月随访 1 次。出现哮喘发作时应及时就诊,哮喘发作后 2 周～1 个月内进行回访。

（张　筠）

63. 如何预防哮喘？

(1) 一级预防

从胎儿、婴儿着手,预防其发展为变应体质,防止哮喘前期异常免疫反应发生,促进肺部和免疫系统的正常发育。

(2) 二级预防

以易感人群,尤其是婴幼儿为对象,针对引发哮喘的主要因素,采取有效的干预措施,控制或改变环境、调整饮食、积极防治变应性鼻炎及变应性皮炎等变应性疾病,将过敏进程阻断在侵犯肺部之前。

(3) 三级预防

即早期干预,在哮喘发病初期立即进行干预,目的是减轻哮喘症状和有效控制发作,同时减轻气道病理性免疫损伤和异常修复过程,防止发展为慢性持续性哮喘。

（周　正）

64. 如何预防哮喘急性发作？

哮喘急性发作的预防措施:①寻找出引起哮喘的变应原,并避免与其接触。常见的变应原有尘螨、空气中的真菌、花粉与草粉、谷物粉、面粉、动物皮毛、木材、丝、麻、木棉、饲料、蘑菇、牛奶、鸡蛋、鱼、虾、蟹。②预防呼吸道感染。③注意季节、气候变化,天气寒冷或气温多变时不要外出。如确实需外出,应注意保暖、戴口罩、围巾,穿上高领衣服,保护好气管,避免风寒。④避免在雾霾天、雾天外出,不要接触煤气、油烟、杀虫喷雾剂,避免吸烟或被动吸烟。⑤保持良好的心态,缓解期要科学锻炼。⑥缓解期在医师指导下可长期口服酮替芬、吸入色甘酸钠或进行特异性免疫治疗。

(周　正)

65. 支气管哮喘患者饮食应注意些什么？

支气管哮喘患者饮食注意事项:①饮食宜清淡,忌肥腻,忌过甜、过咸。避免产生过多的痰液。②避免食用刺激性和产气性食物,饮食宜温热,忌生冷。避免诱发哮喘发作。浓茶、咖啡、花椒、咖喱粉、芥末、辣椒、冷饮等均有可能诱发哮喘发作。③忌食过饱。④避免接触可诱发哮喘的食物:生活中常见的诱发哮喘的食物有奶及奶制品、鸡蛋、猪肉、牛肉、羊肉、鸡肉、鱼类、虾类、蟹类、贝类、蚌类;桃子、苹果、橘子、杏、菠萝、草莓等水果;核桃、开心果、榛子、松子等坚果;豆类、小麦、玉米、荞麦等谷类;蘑菇、茼蒿、灰菜、番茄、土豆、白菜、大葱、大蒜、辣椒等蔬菜;花生、芝麻和棉籽等油料作物;咖啡、啤酒、果酒等饮品;巧克力、味精及食品添加剂等。哮喘患者有必要到正规医院查明引起哮喘发作的变应原,如果明确某种食物诱发哮喘,生活中应避免接触此类食物。

（周　正）

66. 哪些食物有平喘作用?

★ 萝卜:可治喘促、咯血。

★ 柿子:具有清热润肺、生津止渴、镇咳平喘等作用。

★ 核桃:具有补气养血、润燥化痰、温肺润肠之功效。

★ 花生:有良好的滋补、健脾和胃、润肺化痰等功效。但对花生过敏的人不可食用。

★ 山药:具有补中益气、益肺补肾、平喘止泻等作用。

★ 鹌鹑:性平味甘,具有润肺补血、健脾养肾等多种功效。

★ 猪肺:具有滋阴养肺、止咳平喘之功效,经常食用可起到补肺防喘作用。

★ 荸荠:具有健脾化痰、清热止渴、祛风解毒等功效,可用于脾肺阴虚的哮喘咳嗽。

★ 罗汉果:具有抗菌消炎成分,对咳喘有一定疗效。

★ 杨梅:具有止渴、化痰、提神、健脾、消食等作用,适用于口渴、咳嗽、痰多的过敏性哮喘患者。

★ 梨:具有化痰止咳、润肺清心等多种功效,适用于口渴、干咳等阴液受损的哮喘患者。

★ 白果:白果具有良好的滋补保健、止咳平喘作用。

★ 百合：具有养阴润肺、止咳平喘、补中益气、清心安神等多种功效。

（周　正）

67. 高盐饮食会导致哮喘加重与发作吗？

现代医学研究证实，高盐饮食可导致哮喘患者哮喘发作或加重哮喘病情。因为高盐饮食能增加气道对组胺的反应性，组胺是哮喘的炎症介质，其活性增加会导致支气管痉挛，使哮喘发作或加重。曾经有人使用低盐饮食和高盐饮食进行比较，结果显示高盐饮食加重了哮喘的症状。有哮喘病史的患者在白露前后更应格外注意低盐饮食，应多吃一些有祛痰平喘、润肺止咳作用的食物，如百合、木耳、竹笋、萝卜、鲜藕、核桃、梨、蜂蜜等。

（周　正）

68. 不饮酒有助于预防哮喘发作吗？

一小部分哮喘患者对乙醇过敏，饮用少量的酒甚至吃某些含乙醇的食物即可诱发过敏反应，激发哮喘发作，因此这部分患者不能饮酒。而大部分哮喘患者在哮喘缓解期少量饮酒常无大碍，但如饮酒过多，由于乙醇刺激咽喉部、兴奋大脑皮质、扩张气道血管，也可激发哮喘发作。所以鉴于饮酒可以诱发哮喘发作，哮喘患者尽量避免饮酒，以免造成严重不良后果。

（周　正）

69. 哮喘患者必须戒烟吗?

烟草燃烧产生的烟雾含几千种成分,如有害气体、烟雾、有毒有害颗粒等,其中一氧化碳、一氧化氮、二氧化碳、尼古丁、焦油、多环羟类对呼吸道危害最大。这些物质中有的可能会直接损伤呼吸道黏膜,有的可以刺激呼吸道黏膜引起气道炎症,造成气道高反应性。尼古丁刺激迷走神经可引起气道痉挛;烟焦油可引起气管黏膜上皮的增生和变异;氢氰酸可损伤支气管上皮细胞及其纤毛,使支气管黏膜纤毛活动减弱、清除呼吸道分泌物及异物的功能减弱,降低呼吸道防病抗病能力,容易继发各类呼吸道感染。抽烟不仅仅诱发哮喘发作,而且与呼吸道多种疾病有关,如慢性阻塞性肺疾病、肺癌、间质性肺疾病等。吸烟有百害而无一利,不论对于哮喘患者还是非哮喘患者,均不建议吸烟,强烈推荐戒烟。

(周　正)

70. 支气管哮喘患者穿衣应注意哪些事项?

支气管哮喘患者可以对很多物质过敏,可能会对某些面料的衣物及含有某些刺激性气味的衣物过敏。所以哮喘患者谨慎选择衣物,一般情况,支气管哮喘患者最好不使用羽绒、蚕丝绵、羊毛以及动物皮毛制成的衣服或被褥。一些化学纤维如腈纶、涤纶的衣服也会诱发过敏反应及哮喘。另外,有些衣料的染料也会引起过敏,选择时也应注意。对新采购的衣物或被褥,建议清洗之后使用,一方面清洁衣物,另一方面可以去除衣物上面所含的甲醛。

(周　正)

71. 季节性哮喘应如何预防？

变应原的产生可能具有季节性，比如花粉具有明显的季节性，多产生于春季和夏秋季，春季是各种树木花草开花的季节，变应原多为树木、花草、花粉，夏秋季是各种杂草和农作物的花季，变应原多为杂草和农作物花粉。所以对花粉过敏的哮喘患者发病有明显的季节性。另外，由于季节变化、天气变化，比如梅雨季节，部分患者哮喘发作。这些发作具有季节性的哮喘患者宜在哮喘好发季节前就医，结合医生意见，最好提前4周开始每日吸入色甘酸钠20毫克，一日2~4次，或口服酮替芬1毫克，一日2次，也可吸入糖皮质激素直至度过好发季节为止。

(郭云波)

72. 运动性哮喘应如何预防？

运动性哮喘是由运动诱发的一种特殊类型的支气管哮喘。运动的方式、强度、持续时间以及患者自身哮喘的严重程度、运动时环境的温度和湿度等与运动性哮喘的发生和严重程度有密切的关系。一般来说，在寒冷及干燥环境下运动较易诱发哮喘，而在温暖潮湿环境下运动不易诱发哮喘。哮喘患者日常的体力活动，如急走、快步上楼登山、骑自行车、跑步等相对剧烈的活动都可能诱发哮喘，但散步、游泳等活动则不容易诱发哮喘；预防运动性哮喘，建议在运动前吸入β受体激动剂2喷（如沙丁胺醇气雾剂）或/和色甘酸钠40毫克，并随身携带哮喘急救药（沙丁胺醇气雾剂）。

(郭云波)

73. 夜间哮喘发作应如何预防?

哮喘的特点之一就是夜间或者凌晨发作,表现为睡觉时憋醒、夜间咳嗽或夜间突发病情加重。预防哮喘夜间发作应采取的措施有以下几点。

其一,尽可能找出诱发夜间哮喘发作的因素,比如被褥尘螨过多,对被褥材质过敏等,需及时清洗被褥及更换。

其二,选用长效平喘药,保证夜间药效稳定。如美普清(丙卡特罗片)、全特宁(喘特宁)、沙美特罗气雾剂、福莫特罗气雾剂、氨茶碱控(缓)释片。病情严重者,可联合使用,比如使用长效 β_2 受体激动剂和长效氨茶碱。

其三,强化抗炎治疗:增加吸入或口服糖皮质激素的剂量,或者联合白三烯受体拮抗剂,如孟鲁斯特纳等。

(郭云波)

74. 阿司匹林性哮喘应如何预防?

阿司匹林哮喘为阿司匹林药物诱发的哮喘。预防阿司匹林诱发哮喘,首先应避免接触阿司匹林和其他非甾体抗炎药。对于无法避免使用阿司匹林和其他非甾体抗炎药的患者,可进行阿司匹林脱敏治疗。对于合并鼻窦炎、鼻息肉的阿司匹林哮喘患者,积极进行外科手术治疗亦有助于控制阿司匹林哮喘发作。同理,对于其他药物诱发的哮喘,避免使用该类药物为预防哮喘发作的首要措施。

(郭云波)

75. 月经性哮喘应如何预防?

月经性哮喘是指育龄期妇女哮喘的发作与其月经周期有关,在月经前期或月经期出现哮喘或者哮喘症状加重。分为月经前哮喘和月经期哮喘。月经来潮前 5~7 天有明显的哮喘发作倾向,尤以月经前 2~3 天达高峰,月经来潮后症状逐渐减轻,称为月经前哮喘。在月经期间发作,称为月经前哮喘。

预防和减少月经性哮喘发作可采取如下措施。

第一,增强体质,改善机体反应性。

第二,保持心情舒畅和情绪稳定,消除经前和月经期的紧张、恐惧心理。

第三,可在哮喘发作前数天使用药物预防,如口服酮替芬;防止黄体酮水平突然下降,月经来潮前适时使用黄体酮肌内注射,可达到防治哮喘的作用;可酌情使用炔羟雄烯唑,对经前期紧张者有效。

(郭云波)

76. 职业性哮喘应如何预防?

(1)一级预防

有明显特应性体质者,如哮喘患者,尽量避免从事接触职业性变应原的工作。

(2)二级预防

对于已经从事职业性哮喘发作的高危工作,早期发现存在职业性哮喘可能的人群。

(3)三级预防

尽早明确职业性哮喘,避免哮喘加重,同时脱离接触是防止症状加重的理想措施。

出于各种原因必须坚持原工作的患者应当调到不接触或低度接触职业性致喘物的工作区域,以降低接触的程度,并应加强个人防护。

(郭云波)

77. 支气管哮喘患者的居室应注意哪些问题?

支气管哮喘患者居室注意事项:①在花粉量最高的季节关上窗户,日间或午后最好留在室内,不要外出;②尘螨可散布在家庭各处,注意家庭卫生,减少尘螨载量,减少尘螨诱发的哮喘;③家中不养宠物,避免使用鸭绒被、鸭绒枕头、蚕丝被等;④保持室内干燥,不用加湿器,在潮湿的房间可用除湿器,定期打扫浴室、厨房、地下室,去除各种杂物,尤其是易发霉或已发霉的物品;⑤哮喘患者不要吸烟,也要防止被动吸烟,避免在室内使用煤油炉或使用燃木取暖炉;⑥不要进入正在或刚刚粉刷油漆、装修过的房间,避免使用香水或有刺激气味的化妆品、发胶、爽身粉等,避免吸入厨房内的油烟,烹调时应打开抽油烟机或打开窗户,避免使用蚊香;⑦采取合适的措施消灭蟑螂。

(张 筠)

78. 支气管哮喘患者搬入新居时应注意什么?

支气管哮喘患者搬入新居时注意事项:①在新居装修时,要慎重选择装修材料,如壁纸、涂刷油漆、铺设材料、装饰用料、黏合剂以及地板家具等,应尽量避免使用散发气味、容易引起哮喘发作的材料;②装修完毕后相当长一段时间,半年甚至更长时间,要每天开窗通风,让有害或刺激性气体充分散发掉,再搬入新居;③购买可清除有害或刺激性气体的绿色植物;④搬入新居如有不适,可暂时搬离新居,如喘息症状严重,及时就医。

(张　筠)

79. 支气管哮喘患者出行时应注意什么?

支气管哮喘患者出行时注意事项:①在天气寒冷或气温多变时尽量不要外出,如确实需要外出,应注意保暖,戴口罩,穿上高领衣服,保护好气管,避免风寒;②对花粉过敏者外出,要熟知对哪些花粉过敏,避免接触,而且应提前使用治疗哮喘的药物(如吸入糖皮质激素),并随身携带缓解哮喘急性发作的药物(如沙丁胺醇气雾剂);③外出活动应避免剧烈运动,以免诱发哮喘。

(张　筠)

80. 如何预防呼吸道病毒感染诱发的支气管哮喘?

急性上呼吸道感染非常常见,主要病原体是病毒,少数是细菌。哮喘患者上呼吸道黏膜的非特异性抵抗力较低,比较容易遭受外界病毒和细菌袭击。预防呼吸道病毒感染,首先需要自身增强抗病能力,生活当中还要防寒保暖,天气变化时注意随时增减衣服;寒冷季节外出戴口罩,口罩不仅有一定过滤作用,而且对鼻咽有保温作用。冬春季是上呼吸道感染的高峰期,为了避免交叉感染,哮喘患者应尽量做到室内通用风换气,勤洗手,不聚集。

(张　筠)

81. 合并变应性鼻炎的哮喘患者如何预防哮喘发作?

其一,避免接触变应原。

其二,控制过敏性鼻炎。

①抗组胺药:可选用氯苯那、氯雷他定、左旋卡巴斯。减充血剂:1%麻黄素生理盐水、萘甲唑啉,此类药容易产生耐药,不宜长期使用。②肥大细胞膜稳定药:吸入色甘酸钠喷雾,对预防变应性鼻炎有明显效果,但急性发作期使用疗效不明显,最好在好发季节前1~2周即开始使用。③酮替芬:对防止哮喘发作和减轻鼻炎症状有效,该药有明显的镇静作用。④抗胆碱药:可缓解流泪、流涕等症状,但对鼻痒、鼻充血、喷嚏等过敏症状无效。⑤糖皮质激素:糖皮质激素鼻喷雾剂是治疗变应性鼻炎一线药物,包括丙酸倍氯米松鼻喷雾剂、布地奈德鼻喷雾剂、丙酸氟替卡松水溶性鼻喷雾剂。

(张　筠)

82. 患支气管哮喘的老年人用药应注意什么?

（1）一些药物可诱发或者加重哮喘,应避免或谨慎使用

如 β 受体拮抗剂普萘洛尔、美托洛尔、比索洛尔等,阿司匹林及其他非甾体消炎止痛药,可以引起哮喘,故哮喘患者慎用;血管紧张素转化酶抑制剂,如卡托普利、贝那普利、依那普利等,可导致咳嗽,加重哮喘症状,故应慎用。

（2）用药剂量要降低

由于老年患者肝肾功能、代谢功能等均减退,治疗哮喘的药物在用药剂量上要适当降低。

（3）需要注意药物之间的相互作用,以防产生不良影响或降低疗效

例如,阿奇霉素与激素联用,可增加激素的抗炎作用,因此激素应酌情减量;阿奇霉素可增加茶碱类副作用,联用时应减少茶碱量。

（张　筠）

83. 患有支气管哮喘的女性可以妊娠吗?

患有支气管哮喘的育龄期妇女及家人难免会担心支气管哮喘对妊娠的影响,对孕妇和胎儿健康的影响。实际上如果支气管哮喘控制良好,绝大多数支气管哮喘孕妇都能顺利度过妊娠期,最终安全分娩。支气管哮喘患者在妊娠期的哮喘发作次数和严重程度与妊娠前相比改变不大,在孕 27 ~ 36 周时,病情相对容易加重,一般通过调整吸入药物剂量,多数可以平安度过孕期。同样,支气管哮喘的控制程度决定了对孕妇和胎儿的影响程度。

如果支气管哮喘控制良好,对于孕妇和胎儿都是安全的;反之,如果支气管哮喘未能得到控制,可以造成孕妇缺氧,发生妊娠期高血压、先兆子痫和难产等,对宫内胎儿同样会造成缺氧,导致生长迟滞、早产甚至死胎,严重危害母子的健康。

(冯青青)

84. 哮喘患者如何进行体育锻炼?

哮喘患者进行体育锻炼可以提高肺活量,增强患者体质,减少和防止哮喘发作。但尽量避免剧烈体育锻炼,以免诱发哮喘,另外体育锻炼必须个体化,因人、因季节适度确定与调整体育锻炼的内容,锻炼量从小量逐渐增加,量力而行,以不引起疲劳为度。推荐的运动方式如下。

(1)散步

对于哮喘患者来说长期坚持轻快的、有节律的散步可以改善呼吸功能,增加肺活量,增加血液循环,增强抵抗力。散步最好选择在空气清新的户外,步履轻松、从容,避免快走。

(2)慢跑

更能改善人的呼吸功能,贵在坚持,每天能坚持 0.5 ~ 1 小时的慢跑锻炼,哮喘患者呼吸功能可得到明显改善。

(3)游泳

游泳能增强肺活量,增加血液循环,促进机体的新陈代谢,是一项十分适合哮喘患者的运动。

(4)骑自行车

骑自行车能改善患者的体质,增加患者的肺活量,增加全身血液循环,促进机体新陈代谢。

(5) 瑜伽

练瑜伽过程当中需要呼吸配合,能够很好地促进胸部肌肉扩张,提高肺活量,帮助肺部吸收更多的氧气,适合哮喘患者尤其是女性患者。

(6) 呼吸操

呼吸操主要为了改善呼吸功能,促进胸部肌肉舒缩。动作要领是站立位,双脚左右分开,与肩同宽,双手向斜前上方举起,同时吸气,再交叉双手,身体下蹲,同时吐气;然后起立挺胸吸气。这种动作反复做 5 次。

(张晓萍)

85. 哮喘患者如何进行呼吸训练?

哮喘患者应进行呼吸训练。呼吸训练常见方法如下。

(1) 缩唇呼吸

缩唇呼吸:①用鼻子缓慢深吸气;②呼气时口唇轻闭(缩唇),可类似于"吹口哨"的嘴形,速度更缓慢;③吸气和呼气的时长比例为 1∶(2～4)。

(2) 强化呼吸肌训练

呼吸肌收缩为呼吸功能的始动力,加强呼吸肌训练,改善呼吸肌功能目的是可以改善肺通气功能和运动能力。方法为腹部重锤负荷法,即患者膝立仰卧位,平缓、规律腹式呼吸,上腹部放一沙袋,沙袋的重量以能够完成 10 次腹式呼吸的负重量作为负荷的确定值,这也是膈肌 10 次反复最大的收缩,称为 10RM。以增强肌力为目的的训练设定为 10RM 的 50%、75%、100%,每组 10 次,做 3 组(30 次);以耐力为目的的训练设定负荷的 35%～75%,做 10～15 分钟。

(张晓萍)

参考文献

[1]葛均波,徐永建,王辰.内科学[M].北京:人民卫生出版社,2018.

[2]陈荣昌,钟南山,刘又宁.呼吸病学[M].3版.北京:人民卫生出版社,2022.

[3]王丽,陈淑勉.支气管哮喘患者与特异性过敏原相关性研究[J].中国实验诊断学,2007(10):1332-1333.

[4]姜丹.不同雾化吸入治疗老年急性支气管哮喘的疗效研究[J].中国现代药物应用,2021,15(22):84-86.

[5]佟立新.运动康复在支气管哮喘儿童中的应用效果观察[J].中国现代药物应用,2022,16(2):237-239.

[6]陈文丽,王少飞,韩梅,等.肺泡一氧化氮测定在老年哮喘患者中的临床价值[J].临床肺科杂志,2023,28(2):195-199.

[7]柴静.支气管热成形术在重度哮喘患者治疗中的应用进展[J].临床医学,2022,42(6):123-125.

[8]张昕,谢晓虹,刘恩梅.儿童嗜酸粒细胞型哮喘生物制剂治疗研究进展[J].儿科药学杂志,2021,27(5):52-55.

[9]常永莉,张莉媛,王惠琴,等.ADAM33基因T2位点多态性与支气管哮喘易感性的关联研究[J].检验医学与临床,2023,20(1):27-31.

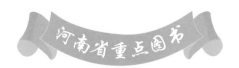

河南省重点图书

第3辑

慢性呼吸疾病居家康复指导丛书

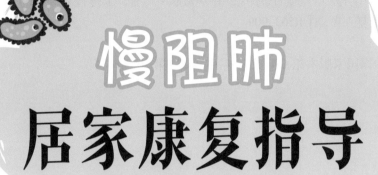

慢阻肺
居家康复指导

总 主 编　刘剑波
分册主编　冯青青　王自娟　秦瑞玲

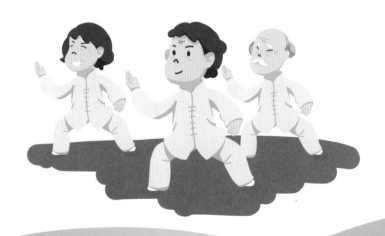

郑州大学出版社

图书在版编目（CIP）数据

慢阻肺居家康复指导／冯青青，王自娟，秦瑞玲主编. -- 郑州：郑州
大学出版社，2023.11

（慢性呼吸疾病居家康复指导丛书／刘剑波总主编.第3辑）
ISBN 978-7-5645-9908-9

Ⅰ.①慢…　Ⅱ.①冯…②王…③秦…　Ⅲ.①慢性病-阻塞性肺疾
病-康复　Ⅳ.①R563.909

中国国家版本馆 CIP 数据核字（2023）第 200109 号

慢阻肺居家康复指导

MANZUFEI JUJIA KANGFU ZHIDAO

策划编辑	陈文静		封面设计	苏永生
责任编辑	张　楠		版式设计	苏永生
责任校对	吕笑娟　胡文斌		责任监制	李瑞卿

出版发行	郑州大学出版社	地　　址	郑州市大学路 40 号（450052）
出版人	孙保营	网　　址	http://www.zzup.cn
经　销	全国新华书店	发行电话	0371-66966070
印　刷	河南文华印务有限公司		
开　本	710 mm×1 010 mm　1 / 16		
本册印张	8.5	本册字数	145 千字
版　次	2023 年 11 月第 1 版	印　次	2023 年 11 月第 1 次印刷

书　号	ISBN 978-7-5645-9908-9	总 定 价	180.00 元（全三册）

主编简介

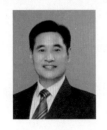

刘剑波,博士,二级教授、主任医师,博士研究生导师,河南省政府特殊津贴专家,郑州大学第二附属医院院长。河南省医学科普学会副会长、河南省临床营养师协会副理事长、河南省医学会呼吸病学分会副主任委员、河南省抗癌协会理事及肿瘤精准医学专业委员会名誉主任委员、中国毒理学会中毒与救治专业委员会副主任委员等。被评为河南省抗击新冠肺炎疫情先进个人、河南省教科文卫体系统优秀工匠人才,荣获河南省五一劳动奖章、河南优秀医师奖等。《中华结核与呼吸杂志》编委、《郑州大学学报(医学版)》审稿专家等。

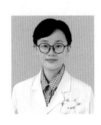

冯青青,硕士,主治医师,郑州大学第二附属医院呼吸与危重症医学科医生。被评为2017年度河南省住院医师规范化培训优秀住培管理者。目前参与发明专利2项,发表学术论文10多篇,参与省部级科研项目3项。对诊断和治疗呼吸系统疾病,如慢性支气管炎、慢性阻塞性肺疾病、肺源性心脏病、支气管哮喘、肺癌、胸腔积液等有着丰富的临床实践经验。

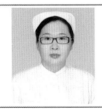

王自娟,本科,主管护师,郑州大学第二附属医院呼吸与危重症医学科护士。中国康复医学会心肺康复护理专科护士临床带教老师,发表文章数篇。从事临床护理工作15年,尤其擅长呼吸与危重症患者康复护理以及无创呼吸机的临床应用技术。

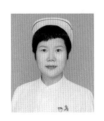

秦瑞玲,本科,副主任护师,郑州大学第二附属医院呼吸与危重症医学科护士长,黄河科技大学兼职副教授。慢性呼吸疾病管理专科护士、康复专科护士、健康管理师。河南省护理学会内科护理分会第一届、第二届、第三届呼吸危重病学组组长,中华护理学会第二十七届、第二十八届理事会呼吸护理专业委员会专家库成员,中国康复医学会呼吸康复专业委员会护理学组委员,中国肺康复护理联盟第一届副盟主。发表文章10多篇,参与省级科研课题3项,发明专利2项。

作者名单

主　编　冯青青　王自娟　秦瑞玲

副主编　高崴崴　王清秀　尹　伟
　　　　万文娟　侯方方

编　委　冯青青　王自娟　秦瑞玲
　　　　高崴崴　王清秀　尹　伟
　　　　万文娟　侯方方　刘待见
　　　　张　筠　郭云波　张晓萍
　　　　贾丽莎

前　言

　　根据全球疾病负担调查,慢性阻塞性肺疾病(简称慢阻肺)是我国2016年第五大死亡原因,2017年伤残调整寿命年的第三大原因。世界卫生组织(WHO)关于病死率和死因的最新预测数字显示,随着发展中国家吸烟率的升高和高收入国家人口老龄化加剧,慢阻肺的患病率在未来40年将继续上升,预测至2060年死于慢阻肺及其相关疾病的人数每年超过540万人。2018年中国成人肺部健康研究结果首次明确,我国慢阻肺患者人数近1亿,其中20岁及以上成人的慢阻肺患者患病率为8.6%,40岁以上高达13.7%,男性高于女性,农村高于城市,严重危害人类健康,降低患者的生命质量,甚至导致死亡,并给患者及其家庭带来沉重的经济负担。

　　我国慢阻肺的防治情况更为严峻,2019年国家发布《健康中国行动(2019—2030年)》,明确提出将慢性呼吸系统疾病防治行动列为十五项重大行动,其中共有八项与呼吸疾病的防治密切相关。慢阻肺是最常见的慢性气道疾病,是《"健康中国2030"规划纲要》行动计划中重点防治的疾病。慢阻肺的治疗包括院内治疗及院外治疗,院外的积极治疗及居家康复能很大程度上减少住院次数并减缓疾病的进展,但患者及家属对院外的规律吸入用药及康复治疗等方面的了解远远不够,本书旨在为慢阻肺患者正确规范的居家康复治疗提供参考。

　　本书主要以患者在"居家康复"中常常遇到的问题为切入点,内容丰富,采用"一问一答"的形式,通俗易懂,图文并茂,实用性强,贴合患者的日常生活,分为6个章节。第一章包括8个临床经典案例分享,通过将临床上遇到的经典案例的生活化分享,让患者有代入感,充分了解居家康复治疗的可行性及益处;第二章疾病概述,主要讲慢阻肺的基础知识、发病机制、常见的检查、吸入治疗等方面的内容；第三章康复锻炼，主要讲肺康复的评估、呼吸肌锻炼、呼吸训练、气道廓清、吞咽等多方面的内容；第四章家庭氧疗，主要讲家庭氧疗的内容、设备、方法、无创呼吸机的选择及参数、使用中的注意事项等内容；第五章中医膳食，主要讲慢阻肺的中医病因病机、中医肺康复、膳食搭配、常见的药膳及药茶等内容；第六章健康教育篇，主要讲与慢阻肺相关疾病的科普、情绪管理、手术治疗、疫苗接种、免疫治疗、戒烟等内容。

　　本书的编写团队汇聚了呼吸病学、康复医学、中医学与护理学等学科的专家，以期为广大慢阻肺患者及家属提供健康指导，减轻痛苦，提高生活质量。本书的编写虽然参考了大量国内外的相关指南及书籍，但由于笔者水平有限，难免有不足及疏漏之处，恳请各位读者朋友不吝指正。

编者

2023 年 11 月

目 录

1

康复锻炼

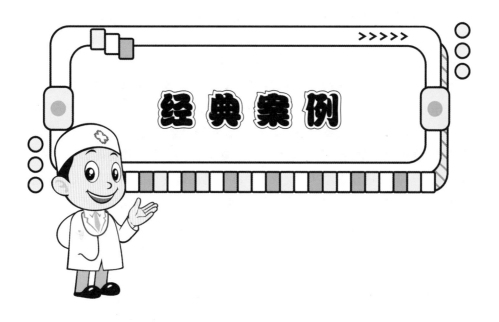

经典案例

你知道什么是慢性阻塞性肺疾病吗？

病例介绍

李先生,58 岁,以"间断咳嗽、咳痰 7 年,活动后气短 1 年,再发 3 天"为主诉来医院就诊。据李先生所说,他在 7 年前开始多于秋冬季节出现咳嗽、咳痰,多为白色黏液痰,早上起来咳嗽会加重,有时候也会出现发热、咳黄脓痰。去当地诊所看病,医生会给开些"阿莫西林"或者"头孢菌素",另外还有一些止咳化痰的中成药,回家吃上几天症状可逐步好转。这样的情况每于受凉、感冒后反复发作。1 年前活动后感觉气短,尤其是剧烈活动后呼吸更加费力。3 天前无明显诱因再次出现咳嗽、咳少量白黏痰,伴活动后气短,无胸痛、咯血,无发热、头痛,李先生以往身体健康,没有高血压、冠心病等慢性疾病。吸烟 30 多年,平均每天吸烟 20 支。子女身体健康,无遗传病家族史。此次来就诊,医生查体发现体温 36.3 摄氏度,脉搏 100 次/分,呼吸 23 次/分,血压 135/85 毫米汞柱。指脉氧测动脉血氧饱和度:95%。桶状胸,双肺叩诊呈过清音,听诊双肺呼吸音减弱。进一步做肺功能检查、胸部 X 线检查。肺功能检查结果显示:①中度阻塞性通气功能障碍;②支气管舒张实验阴性。胸部 X 线片示"双下肺纹理增粗紊乱"。李先生问医生:自己这是得了什么病? 什么原因引起的? 如何治疗? 预后怎么样?

分析病例

医生仔细读取肺功能检测数据发现,李先生吸入支气管舒张药物后,第 1 秒用力呼气容积(FEV_1)和用力肺活量(FVC)的比值为 65.1%(小于 70%,提示存在持续性的气流阻塞),再结合李先生的病情和胸部 X 线检查,最终诊断为慢性阻塞性肺疾病(简称慢阻肺)。医生告诉李先生,慢阻肺是一种常见的呼吸系统疾病,病因较为复杂,主要是长期吸烟和吸入来自室内外的有毒颗粒和气体。医生建议李先生在家规律吸入长效支气管扩张剂治疗,如吸入噻托溴铵粉吸入剂(思力华、天晴速乐),每日吸 1 次,并按时门诊随访治疗,以便于及时调整治疗方案。还可以吃些止咳药如苏黄止咳胶囊等。医生告诉李先生,慢阻肺目前无法完全治愈,但可以预防和治疗。像李先生这种情况,如果不进行干预,肺功能会持续下降,最终可影响生活质量和寿命。如果李先生能够做到按医嘱规范用药,同时戒烟、远离污染的环境、预防感冒、加强营养以及坚持呼吸肌锻炼(缩唇呼吸、腹式呼吸)等,病情控制稳定,那么最终预后好,对寿命的影响也较小。

李先生回家后按照医生的指导,正确使用吸入装置吸入药物治疗并坚持用药,1周后来门诊复诊,咳嗽、咳痰明显减轻,活动后呼吸不再费力;1个月后再次来门诊复诊,未再发生咳嗽、咳痰,呼吸困难得到控制,日常生活基本不受影响。

 案例二 你知道如何避免慢阻肺病情加重吗?

病例介绍

杨先生,66岁,以"反复咳嗽、咳痰10余年,呼吸困难2年,加重2天"为主诉来医院就诊。杨先生自诉从10余年前就开始出现慢性咳嗽、咳白色黏痰,自服头孢菌素及止咳祛痰药物,症状可逐渐缓解。上述症状反复发作,尤其是到秋冬季节更加明显。2年前出现活动后呼吸困难,如平地快走或爬楼梯后出现呼吸费力,胸闷等。1个月前呼吸困难加重来门诊就诊,医生给杨先生测体温36.7摄氏度,脉搏102次/分,呼吸25次/分,血压124/68毫米汞柱,指脉氧测动脉血氧饱和度:93%。进一步做肺功能检查和胸部CT检查,结合检查结果诊断为慢性阻塞性肺疾病(慢阻肺),医生建议杨先生回家后规律吸入长效支气管扩张剂(噻托溴铵)治疗。2天前,杨先生活动后呼吸困难明显加重再次来门诊就诊。杨先生很困惑,为什么自己吸了药病情又加重了? 如何避免病情再次加重?

分析病例

医生详细询问了杨先生的用药情况,杨先生说自己刚开始吸入药物的时候用不上力,呼吸困难有所缓解,但程度有限,特别是近期天气转凉受了寒,呼吸困难明显又重了,之前平地快步走约700米会出现呼吸困难,现在快步走约500米就觉得呼吸有些费力、闷气。医生告诉杨先生可能是选择的吸入装置不合适,也可能是药物没有达到治疗效果,再加上受凉,免疫力下降,最终导致他这次病情急性加重。医生建议杨先生换用软雾吸入器即能倍乐，并解释说里面装的药剂和之前一样，但这种吸入装置与之前的相比需要的吸气努力程度低，比较适合像他这种吸气力量不足的患者。同时口服头孢菌素，并交代他按时门诊随访，以便于及时调整治疗方案。医生还告诉杨先生慢阻肺频繁的急性加重，可使肺功能不断下降，进而影响生活质量和寿命。因此，建议他戒烟、远离污染的环境、按医嘱正确吸入药物、预防感冒、加强营养，以及积极进行呼吸锻炼等来预防和减少急性加重。

杨先生购买了能倍乐，在医生的指导下正确吸入药物，并坚持使用。1周后，杨先生来门诊复诊并告诉医生，他的呼吸困难有一定程度的缓解，但并未达到期望值。医生建议他换用"茚达特罗格隆溴铵（杰润）"吸入治疗。1个月后，杨先生再次来门诊复诊，他的呼吸困难明显得到了缓解，病情稳定，生活质量也有了提高。

 你了解呼吸功能训练吗？

病例介绍

董先生，男，65 岁已婚，退休工人，曾经于 2005 年—2016 年在钢厂工作，有吸烟史 25 年，每日吸烟量达到 20 支，家族中父亲及哥哥均有慢阻肺史。7 年前出现间断咳嗽、咳痰、喘息并逐渐加重，后入院就诊，诊断为慢阻肺。7 年来不规律应用信必可都保吸入药物。5 个月前因受凉后病情加重，门诊以"慢阻肺急性加重"收治于我科。入院后首次评估：呼吸 24 次/分，桶状胸，胸骨下角 110 度，胸式呼吸为主，呼气相短，平静呼吸时可见胸锁乳突肌和斜角肌收缩明显，触诊肌紧张，弹性差，双侧下胸廓扩张度减弱。动脉血气结果显示二氧化碳分压为 72 毫米汞柱，氧分压 50 毫米汞柱，氧合指数为90%。入院后经过抗感染、化痰、平喘药物应用，给与间断无创呼吸机应用后病情好转后给予出院。出院时主治医生及康复师给出康复指导：建议董先生居家进行呼吸功能训练，由于董先生没有接触过肺康复培训，对呼吸功能训练知识不了解，有以下问题？呼吸功能训练对他的疾病有什么好处？呼吸功能怎么训练呢？

分析病例

那根据董先生的问题我们做以下回答:董先生由于肺部病理改变导致其膈肌活动幅度减弱,呼吸时需要辅助呼吸肌上提胸廓才能实现胸廓的扩张,同时董先生呼气时相过短,二氧化碳排出困难,胸式呼吸又会进一步导致更浅快的呼吸,氧气的利用率差,容易让人感到疲劳,所以会觉得气短,从而出现更强烈的呼吸困难,降低肺功能。对此可进行呼吸训练改善患者肺部的通气功能,提高呼吸的效率,缓解或控制慢阻肺的急性症状及并发症。同时可通过呼吸功能训练来改善呼吸肌功能,缓解劳力性呼吸困难,提高运动耐受,从而提高患者的生活质量。康复师给董先生就呼吸功能训练的训练方法进行了指导,包括腹式呼吸、缩唇呼吸、蝶式呼吸等。

董先生出院后坚持进行呼吸锻炼,3个月后复查时主诉呼吸困难症状得到很好控制,生活质量有了明显提高。

 案例四 你了解主动呼吸循环技术吗?

病例介绍

裴先生,78岁,退休工人,吸烟史30年,戒烟10年。间断咳嗽、咳痰10年,1年前因发热、咳黄脓痰、胸闷喘息加重入院,门诊以"慢阻肺急性加重,Ⅱ型呼吸衰竭"收治入院。入院后查体:患者身高1.7米,体重50千克,体温、血压均正常,神志清楚,咳嗽无力,呼吸费力,桶状胸,两肺扣诊过清音,肺底散在干湿啰音。患者动脉血气:氧分压57毫米汞柱,二氧化碳分压60毫米汞柱。患者入院后给予抗感染、化痰药物应用,同时住院期间配合雾化吸入治疗。经过8天治疗患者症状得到很好的改善,主治医生给予出院。康复师给裴先生建议居家进行主动呼吸循环技术训练,以及建议购买呼气末振动呼吸训练器(PEP)进行排痰。裴先生有以下问题:主动呼吸循环技术自己能练习吗,有什么禁忌证吗? 具体怎么做? 振动呼吸训练器为什么能够排痰?

分析病例

根据裴先生的问题康复师给出以下回答:主动呼吸循环技术没有绝对

的禁忌证,主动呼吸循环技术由呼吸控制、胸廓扩张运动、用力呼气技术组成,根据患者病情进行灵活调整,但不可缺少。一次完整的主动循环呼吸训练,一般建议做 6 次呼吸控制,3 ~ 5 次深吸气练习,然后再做 6 次的呼吸控制,3 ~ 5 次深吸气练习,最后做 1 ~ 2 次的哈气。每天可以做 2 ~ 3 次的主动循环呼吸训练,每次 10 分钟。振动呼吸训练器(PEP)能够在患者呼气过程中引起气道内气流振动,起到松动附着在气道表面痰液的作用;同时加快呼气流速,促进痰液从小气道向中心气道移动,从而起到排痰的作用。

经过康复师的耐心指导,裴先生熟练掌握了主动呼吸循环技术,出院后坚持应用主动呼吸循环技术及振动呼吸训练器进行排痰,出院 1 年来患者主诉痰液量明显减少,1 年内未再肺部感染,患者精神状态良好,生活质量得到很大提高。

 你知道如何做好居家氧疗吗?

病例介绍

魏先生,65 岁,以"咳嗽、咳痰 30 余年,胸闷气喘 5 天"为主诉来院就诊。对于魏先生这样的老年慢阻肺患者来说,医院再是熟悉不过了,经常过来住院,严重的时候甚至 1 年都会过来住院 3 ~ 4 次,尤其是到了冬天,几乎大半的时间都在医院度过。这次住院后测动脉血气分析,结果提示动脉血氧分压 52 毫米汞柱,心电监护测动脉血氧饱和度 85%,赶紧给予吸氧,解痉平喘,化痰等对症治疗,经过 1 周的治疗后魏先生的症状明显好转,准备出院,可是魏先生还是愁眉苦脸,并不高兴,因为他知道过不了多久,可能还要过来住院。近年来,魏先生的住院次数明显增加,活动量明显下降,尤其是到了夜间,经常感到胸闷,严重影响了生活质量。经过对魏先生近年来的病情的分析,医生建议其在家进行家庭氧疗,这样不仅可以减少他的住院次数,还能延长寿命,改善他的生活质量,可是医生已与魏先生沟通多次,他仍有些顾虑,在家氧疗贵不贵呢? 操作复杂吗? 会不会吸氧成瘾呢? 或者氧中毒呢? 下面我们就来为魏先生详细解释一下。

分析病例

根据魏先生的慢阻肺近年来发作的情况及他的动脉血气分析结果，还是建议其在家进行长期的家庭氧疗的。目前常用的家庭氧疗设备主要有氧气瓶和制氧机。氧气瓶可提供高浓度氧，没有噪声，不耗电，但是需要灌氧，外出时可携带。制氧机可源源不断地制氧，使用方便，操作简单，容易维护，但购买成本较高，价格在几百到几千元，停电无法使用，氧流量及氧纯度较氧气瓶低，不方便携带，有噪声。常用的家庭氧疗的方法有2种，一种是鼻导管/鼻塞给氧法，适合的氧流量为1~6升/分。一种是面罩给氧法，给氧适合的氧流量为6~10升/分，根据魏先生的情况用鼻导管/鼻塞吸氧即可。家庭氧疗并不会成瘾或者氧中毒。慢阻肺疾病发作时需要吸氧，不发病时体内缺氧依然存在，仍然需要吸氧，才能减少疾病发作，降低住院次数。长期吸氧并不会成瘾，氧气存在于空气中，是人类生存必不可少的。如果患者病情好转，缺氧改善，则不吸氧不会难受。如果疾病进展，缺氧无法改善，则不吸氧就会难受，但这绝不是吸氧成瘾，而是空气中的氧气已经不能满足身体的需求，因此必须通过吸氧来纠正缺氧的状态。而且，常规吸氧并不会中毒，我们每天都在呼吸空气中的氧气，并没有中毒。长期家庭氧疗的慢阻肺患者，在专业医师的指导下，多采用低流量（1~2升/分）低吸氧浓度（25%~29%）吸氧，是不会发生中毒的。

经过医师的耐心解释，魏先生终于打消了顾虑，买了适合自己的制氧机，在家进行家庭氧疗，同时配合药物，康复锻炼等治疗，近2年来仅住院1次，生活质量有了大幅度提高。

 案例六 你知道如何使用无创呼吸机吗？

病例介绍

许先生，70岁，以"咳嗽、咳痰40余年，活动后气促10余年，意识不清1天"为主诉就诊。许先生是慢阻肺病人，与医院打交道已几十年，虽然他已坚持家庭氧疗7年余，但是随着年龄的增长，反复肺部感染，并且还合并有高血压、冠心病、糖尿病等疾病，许先生的肺功能每况愈下，经常发生呼吸衰竭和二氧化碳潴留,并出现了肺性脑病。入院查体可见他呼吸变浅变慢,口唇发绀,呼之不应,桶状胸,双肺呼吸音减弱。动脉血气分析提示动脉血氧分压 40 毫米汞柱,二氧化碳分压 80 毫米汞柱,心电监护测动脉血氧饱和度 75%,住院后给予无创呼吸机辅助通气、抗生素、支气管扩张剂等治疗后,许先生逐渐恢复意识,并脱离了无创呼吸机,过渡为普通氧疗维持。经过 10 天的住院治疗,许先生的病情已逐步稳定。许先生的慢阻肺已到终末期,肺功能非常差,单靠普通氧疗已无法维持呼吸,我们建议其回家后可佩戴无创呼吸机辅助通气治疗,与患者家属沟通后,家属仍有多方面的担忧。为什么要用无创呼吸机? 怎样使用呢? 下面我们就来详细介绍一下无创呼吸机。

分析病例

慢阻肺患者为了吸入氧气、排出二氧化碳,呼吸肌长期处于高负荷状态,长此以往,易导致呼吸肌疲劳,无创呼吸机可以帮助患者呼吸,从而减少呼吸肌做功,缓解呼吸肌的疲劳程度。可以让慢阻肺患者的呼吸更加轻松,从而提高一定的生活质量。而且,氧疗与无创呼吸机联合使用可以显著降低伴有持续性高碳酸血症的稳定期慢阻肺患者的二氧化碳潴留,可以让患者更有效的通气、减慢呼吸频率、降低呼吸肌氧耗、缓解呼吸肌疲劳、纠正缺氧,最终提高生活质量,延长寿命。对于慢阻肺患者来说,一般选用的是双水平正压无创呼吸机。慢阻肺患者需要将输氧管一端与供氧设备相连,另一端通过接头连接在呼吸机管路近端,根据患者的病情选择合适的面罩,保证患者舒适而又不漏气。供氧设备可结合患者的实际情况选择氧气瓶或制氧机。并根据患者的病情、呼吸频率、气道阻力和肺顺应性等设置上述参数,确保患者氧饱和度维持在 90% 以上。

因此,我们在许先生住院期间,让患者家属购买了无创呼吸机,根据许先生的病情情况,调整模式和参数,并指导许先生正确的佩戴面罩,详细交代使用注意事项,观察治疗有效后,许先生出院了,居家继续使用无创呼吸机辅助通气,住院次数也明显减少,生活质量有了提高。

案例七 你了解艾灸对慢阻肺的康复作用吗?

病例介绍

患者王先生,63 岁,退役军人,当时王先生伴随着咳痰声走进了诊室,由家属搀扶着,缓慢的坐到凳子上呼哧呼哧的喘气,整个人的精神状态也不是很好,调整了好一会才缓过来劲。随着患者的呼吸渐渐平缓,我们展开询问,王大爷开始介绍自己的病情。大爷长期吸烟,每天 20 余支,烟龄 40 余年,逐渐出现咳嗽、咳痰,症状逐渐加重,平时未在意,4 年前因为感冒后出现呼吸困难,在当地医院诊断为"慢阻肺",也一直断断续续的在当地医院治疗。近半年来症状逐渐加重,发作次数也越来越多,以前还能进行简单的体力劳动,近一段时间上下楼梯都开始气喘,生活质量下降。本次就诊为了寻求中医治疗。我们仔细询问王大爷的病情得知,除了咳嗽、咳白黏痰、气喘,他还伴有乏力,易疲劳,易感冒、怕冷,一动就出汗,食欲一般,胃胀,进食后加重,大便不畅,容易拉肚子,小便清长,夜尿多,睡觉也不好,再看看王大爷舌苔,舌质暗,苔白腻,脉细。中医诊断为肺胀,辨证属于肺脾气虚,就给他开了 7 付健脾补肺的中药口服。1 周后王大爷和家人再次过来复诊,这次没有家人的搀扶,王大爷走路也没有很明显的气喘,感觉比上次说话有劲了,来了就开始诉说自己的病情,说吃了中药以后,感觉比以前好多了,最明显的感觉是比以前有劲了,吃饭也好很多,出汗也少了,咳嗽、咳痰也比以前好很多,大便也好一些。仔细问诊后再次给他开了 7 付中药。并嘱咐平时生活中不能吃凉的,也不能吃太咸的食物,可以多吃一些山药、鱼、牛肉等,结合他的情况,建议他在家的时候可以做艾灸进行肺康复。由于他对艾灸疗法知道的不多,存在一些疑问:艾灸对慢阻肺康复有用吗? 可以选择哪些穴位呢? 有什么注意事项呢?

分析病例

根据王先生的问题我们给出以下回答:灸法有调节阴阳、调节气血、温通经络、扶正祛邪、防病保健的作用,它同时也有双向调节作用,扶弱抑强,能使衰弱之机能旺盛,也能使亢进之功能得到抑制。它能够提高慢阻肺患者的 6 分钟步行距离、改善患者呼吸困难的症状,改善肺功能,提高生命质量,减少住院次数。治疗慢阻肺常见的选穴以足三里、大椎、关元、神阙、肺俞等为主,配穴选取要依据疾病、症状及证型的不同而合理选取,肺气虚加太渊;肺脾气虚配太渊、脾俞;肺肾气虚配太渊、肾俞、涌泉。症状配穴:胸闷可配膻中;气喘配孔最;咳嗽配尺泽;痰多配中脘。艾灸时每次选取 5~7 个穴位,一般前 3 天,每天灸一次,以后间隔 1 日灸 1 次,或间隔 2 日灸 1 次,艾灸频率和每次艾灸时间长短要根据年龄、体质、季节、病情等具体情况而定,防止出现太过不及之弊。施灸后若皮肤有红晕灼热感,是由于艾灸热力的作用,使局部的毛细血管扩张,属正常现象,不需要处理,可自行消失。若施灸后出现直径在 1 厘米左右的水疱,一般也不需要处理,可等其慢慢吸收消退后再行施灸;若水疱较大,甚至出现水肿、溃烂、化脓,范围小时在患处常规消毒处理即可;范围较大时,需在消毒同时口服或外用抗感染药物,化脓部位较深时需要外科清创处理。很多人艾灸之后会出现口渴,这属于正常现象。艾灸后常规饮用温开水即可。

坚持艾灸治疗半年后王大爷再次过来复诊,状态比以前好多了,这半年基本不怎么咳嗽,气喘的症状一次都没有发作,吃饭及大便也正常了,还可以简单的帮家里做一些家务。我们嘱咐王大爷继续坚持在家做艾灸。随访 1 年多,他中间没有出现一次呼吸困难、气喘,状态也越来越好,最近有外出旅游的计划,生活质量得到了明显的提高。

 你了解八段锦对慢阻肺康复的益处吗?

病例介绍

周先生,68 岁,以"咳嗽、咳痰 10 余年,加重伴气喘 3 天"来门诊就诊。家属以轮椅推入诊室,还未见其人先闻其声(咳嗽声),经详细询问病史得知,周先生吸烟有 40 余年,每天 40 支,近 2 年稍有减少,咳嗽、咳痰 10 多年了,最近 3 天一走路就喘,咳嗽、咳痰也比以前加重了,咳出来的都是黄色黏稠痰,在早晨起来的时候痰也比较多,晚上睡不好觉,经常会半夜咳嗽,还怕风容易出汗,容易感冒,乏力,活动后胸闷、气喘,食欲也一般,大便不畅,排便困难,小便黄,夜尿多,尿频,尿急,舌质暗,苔黄腻,脉象为弦滑。结合中医四诊合参,诊断为咳嗽,辩证为肺脾气虚兼有痰热壅肺证。治疗以清热化痰止咳,健脾益肺为原则,具体方药为:苏子、白芥子、莱菔子、厚朴、半夏、当归、前胡、陈皮、炒山药、茯苓等,每日1剂,早晚分服。7剂以后他的症状明显好转。坚持口服中药1个月后,基本不咳嗽了,睡眠明显改善,食欲也好了,生活基本恢复正常。因为长期反复发作咳嗽、咳痰,周先生问有没有什么办法代替口服中药,减少咳嗽、咳痰发生的次数。结合周先生的整体情况。建议他可以进行八段锦中医慢阻肺康复,改善周先生的整体情况,由于周先生对八段锦了解不多,有以下疑问,八段锦对慢阻肺的康复有什么好处呢?它要怎么练习呢?

分析病例

对于周先生的问题,我们做出以下回答:中医认为慢阻肺大多属于肺脾气虚症,练习八段锦可以五脏六腑为中心,以气血津液为物质基础,通过人体肌肉和关节的活动,刺激经络穴位,起到对疾病的预防和慢性调理作用。对慢阻肺康复有一定的疗效,可以改善肺功能、增加肺活量和呼吸肌力量,减轻呼吸困难和气喘现象,提高生活质量和心理健康水平。练习八段锦使膈肌和腹肌得到充分锻炼,提高呼吸耐力;同时肌肉关节的活动与呼吸吐纳相配合可以使肺和胸廓的活动度增加,使胸腔容积增大,增加胸内负压,从而达到改善慢阻肺患者心肺功能的目的。

知识拓展

八段锦康复训练分为八个阶段练习。

第一阶段:深蹲式呼吸法 周先生坐在椅子上,双手放在膝盖上,缓慢地吸气,然后用口吐气,将身体缓慢地向下移动,直到臀部触及椅子。重复10次。

第二阶段:手摇功 周先生站立,双手向前伸展,手心向下。缓慢地将手臂转动,直到手心向上,同时深呼吸,重复10次。

第三阶段:揉腹功 周先生坐在椅子上,双手交叉放在腹部。用力揉搓腹部,同时深呼吸,重复10次。

第四阶段:摇头功　周先生站立,双手放在腰间,缓慢地左右晃动头部,同时深呼吸,重复10次。

第五阶段:抬腿功　周先生坐在椅子上,双手放在膝盖上,左腿向上抬起,使脚尖离开地面,保持5秒,然后放下。重复10次,然后换腿。

第六阶段:整齐步　周先生站立,手臂成90度,慢慢地起脚跨一步,深呼吸,重复10次。

第七阶段:倒提功　周先生坐在椅子上,双手交叉举过头顶,深呼吸,重复10次。

第八阶段:扭腰功　周先生站立,双手放在腰间,慢慢地向左转腰,深呼吸,重复10次,然后向右转。动作幅度从小开始慢慢增加,避免早期动作幅度过大而造成损伤。

在随访周先生的半年时间内,得知他恢复的较好,半年来咳嗽、咳痰的次数明显减少,还可以帮家人干家务,明显改善了生活质量。

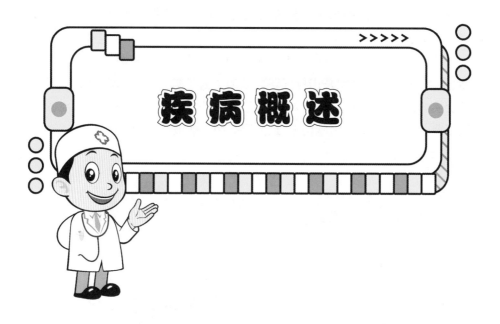

疾病概述

1. 带你直观地认识"肺"

肺位于密闭的胸腔内,左右各一个,右肺短而宽,左肺较窄而长。左肺在左侧胸腔,右肺在右侧胸腔,两者所在的胸腔是分隔开来的,并不相通,但是左肺和右肺可通过气道相连。肺的外观大致呈圆锥状,左肺由斜裂分为上下两叶,右肺除了斜裂以外,还有一短的水平裂将右肺分为上、中、下三叶。肺组织柔软而富有弹性,表面有胸膜覆盖,光滑湿润。刚出生的婴儿肺呈淡红色,随着年龄的增长和环境的变化,吸入的烟尘等沉积在肺内,肺慢慢呈现出暗红或深灰色。

肺的气管向上经喉、咽、鼻与外界相通,向下分成左右两支进入肺内不断分叉直至肺泡。肺泡是进行气体交换的主要部位,数量众多,这保障了气体交换的高效率。肺泡外面围绕着丰富的毛细血管,肺泡壁和毛细血管壁很很薄,只有一层上皮细胞构成,这些都有利于血液的气体交换。

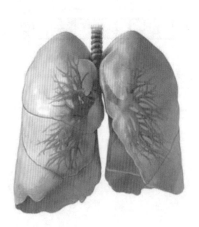

肺的形态和分叶

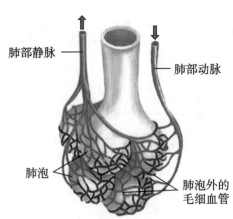

肺泡和毛细血管网

众所周知,肺的主要功能是从外界环境吸入氧气,并将代谢所产生的二氧化碳排出体外。那么肺是如何进行气体交换的呢? 首先是肺与外界环境的气体交换,俗称"呼吸",这个过程主要通过膈肌与肋间肌肉的收缩和松弛完成。吸气的时候膈肌和肋间肌肉收缩,胸腔扩大,外界空气流入肺内。呼气时,膈肌和肋间肌肉松弛,肺回缩,胸腔缩小,气体由肺内流出。其次是肺泡与血液的气体交换。吸入的氧气经鼻、咽、喉,然后顺着气管,以及支气管在肺内的各级分支最终到达肺泡,与缠绕在肺泡周围的毛细血管网进行气体交换。氧气透过肺泡进入毛细血管,随血液循环输送到全身各处,同时将组织细胞产生的二氧化碳经过血液循环运送到肺,随呼气过程排出体外,这样就完成了一次气体交换。

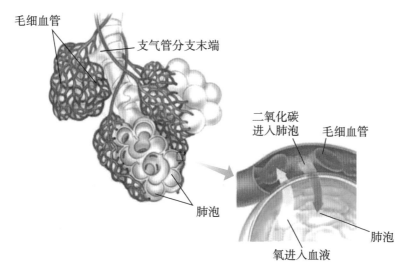

肺泡与血液之间的气体交换

2. 肺有哪些保护屏障?

由于人要不断进行呼吸,空气中的固体颗粒和病菌就会随着空气进入肺内。我们肺部的气道黏膜存在着屏障功能,可防止或减少吸入气体中的微生物和有害颗粒对气道的损伤。

肺主要有三道防护屏障：①鼻腔是第一道屏障。鼻腔中的鼻毛可将细菌、病毒和灰尘等阻挡下来，然后通过打喷嚏或者擤鼻涕的方式排出体外。鼻黏膜还有调节作用，使进入鼻腔的空气升温和湿化，减轻对呼吸道的刺激。②气道是第二道屏障。人的气管、支气管中分布着许多上皮纤毛，且覆盖有大量的黏液，这为肺部的清洁创造了条件。当有害小颗粒和病菌未被鼻毛过滤而深入下呼吸道时，可被黏液吸附住，在纤毛有力、有节奏的摆动下，被黏液吸附的颗粒逐渐向喉咽部移动，到达咽部后咳出体外或吞咽至胃内。另一方面，支气管在肺内走行时不断拐弯，这些弯道有宽有窄，外界空气进入后不断碰壁，流速得以缓冲，空气中的有害微粒得到过滤、沉积，吸入肺内的空气也得以净化。气道也可以分泌溶菌酶、补体等，可杀灭吸入的微生物。③肺泡为第三道屏障。进入肺泡内的异物主要靠肺泡巨噬细胞加以清除。肺泡巨噬细胞可吞噬进入肺泡中的粉尘、微生物等，通过溶酶体将其分解清除或者通过纤毛运动被运送至支气管，随痰排出体外。

那么，有哪些因素会损伤肺的防护屏障？我们发现有许多因素都会损害肺的防护屏障。①吸烟：烟草中有许多有害的物质，容易损伤气道上皮细胞和纤毛运动，并且随着吸烟量越大，时间越长，对气道的损伤就越大。②空气污染：污染物中含许多有害物质，可直接刺激呼吸道，使呼吸功能受损。③粉尘：长期吸入大量粉尘，可引起以肺组织弥漫性纤维化为主的损害。④冷空气：会刺激呼吸道黏膜下方的迷走神经不断收缩，导致气道屏障受损。⑤甲醛：有致癌、致畸作用，吸入肺内可直接损害呼吸道屏障。⑥感染：会导致气道黏膜受损，免疫力降低。⑦其他。

如果反复持续的暴露于上述危险因素中，肺的天然防御屏障就会逐渐变得很脆弱。到时候，有害颗粒就会随空气进入肺部并沉积在气道的不同部位。有害颗粒的大量沉淀，会降低肺的吸氧能力，使肺泡中的巨噬细胞的吞噬能力下降，导致肺的清洁能力下降。此外，有害颗粒的沉积还会引发炎症。

保护气道屏障的方法：①每天主动多饮水，晨起时饮一杯水最为重要；②房间定期通风换气，保持室内空气清新，也可在房间里放置加湿器或者放几盆清水；③积极锻炼身体，每天坚持锻炼半小时以上，如慢跑、游泳等，可改善血液循环，提高心肺功能；④注意保暖，避免受凉；⑤积极预防感染，儿童、老人等免疫力低下的人群应打流感疫苗、肺炎链球菌疫苗等，可降低感染概率;⑥不吸烟,少饮酒;⑦尽量不去空气污染严重或有呼吸道感染风险的场所,若必须要去,需注意佩戴好口罩。

3. 你知道什么是慢性阻塞性肺疾病吗?

提到慢性阻塞性肺疾病大家可能比较陌生,但是提到"丑娘",大家一定很熟悉。丑娘原名张少华,她是非常有名的演员,曾主演了多部优秀的影视作品,例如大家耳熟能详的《我的丑娘》《大宅门》等剧,塑造了许多令人印象深刻的角色。但不幸的是,张少华于2010年患上慢性阻塞性肺疾病,在之后长达十余年里,多次因病住院治疗且长期经受病痛的折磨,最终离开了人世。那么,到底什么是慢性阻塞性肺疾病呢?

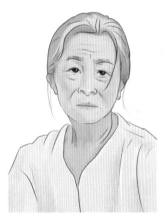

电视剧人物丑娘

慢性阻塞性肺疾病(chronic obstructive pulmonary disease,COPD)简称慢阻肺,是一种常见的慢性呼吸系统疾病,也是一种可以预防和治疗的疾病。慢阻肺的重要特征是持续性的气流受限,气流受限通俗来讲就是"气流通过不顺畅,受到阻碍",且逐渐加重。慢阻肺患者常感觉乏力、呼吸费力等,可伴咳嗽、咳痰等不适,严重者可伴有体重下降、食欲减退。随着病情进展,慢阻肺患者的气流阻塞会越来越重,逐渐发展成肺源性心脏病,累及全身多个脏器,患者最终因呼吸衰竭或多脏器功能衰竭而死亡。

我国慢阻肺的发病率和致死率居高不下,2018年一项关于慢阻肺人群的研究结果显示,我国慢阻肺患者人数近1亿,40岁以上人群患病率高达13.7%,成为仅次于高血压、糖尿病的慢性疾病。全球慢阻肺发病率仍呈上升趋势,随着发展中国家吸烟率的升高和高收入国家人口老龄化加剧,预计到2060年每年由慢阻肺造成的死亡人数将超过540万人。

4. 哪些因素与慢阻肺的发病有关？

吸烟是慢阻肺最常见、最重要的危险因素。此外，还有空气污染、职业性粉尘等环境因素，以及遗传、年龄、体重指数等个体自身因素的作用。

(1) 吸烟

吸烟是慢阻肺最常见的危险因素。吸烟危害极大，与不吸烟者相比，吸烟者的呼吸道症状、肺功能损害程度和死亡率均明显增高。即便是被动吸烟(如二手烟)，其对肺的损害不亚于主动吸烟。烟草中含有的焦油、尼古丁和氢氰酸等化学物质，可损伤气道屏障，降低肺的净化能力，增加气道黏液分泌，增加气道阻力，诱发肺气肿形成等。孕妇吸烟会影响胎儿的发育，并对胎儿的免疫系统造成一定的影响。

(2) 空气污染

空气污染中的有害物质如二氧化硫、臭氧、氯气、二氧化碳等可损伤气道黏膜上皮，增加了细菌感染的可能。空气中直径在 2.5 ~ 10.0 微米的颗粒物与慢阻肺的发生也有一定的关系。

(3) 职业性粉尘和燃料烟雾

接触职业性粉尘如煤尘、棉尘、二氧化硅等浓度过高或接触时间过久，可促进慢阻肺发病。煤炭、柴草等燃料燃烧时产生的烟雾中有大量有害物质，这可能与不吸烟女性患慢阻肺有关。建议使用清洁燃料并开窗通风。

(4) 感染

细菌、病毒、支原体等感染是慢阻肺发病和加剧的另一个重要因素，反复的呼吸道感染会造成气管、支气管黏膜的损伤和炎症。因此，我们平时在生活中要注意预防感冒，出入有呼吸道感染风险的场所时要佩戴好口罩。

(5) 社会经济状况

慢阻肺的发病与患者的社会经济地位有关。这可能与居住地室内外空气污染程度、居住环境、营养状况等有一定的内在联系。

（6）哮喘

研究发现，哮喘与慢阻肺关系密切，哮喘患者发生慢阻肺的概率明显增加。

（7）其他

与遗传、年龄、性别等有关。某些遗传因素如 α_1-抗胰蛋白酶缺乏会增加慢阻肺发病的危险性。年龄是慢阻肺发病的危险因素，随着年龄的增长，慢阻肺患病率越高。相比于男性，女性可能对烟草烟雾的危害更加敏感，相同的吸烟量，女性的病情往往要更重一些。此外，慢阻肺的发病与低体重指数也有关系，体重指数越低，慢阻肺的患病率就越高。

5. 慢阻肺有哪些症状？

慢阻肺是一种慢性气道炎症性疾病，气道炎症使气道壁增厚，黏膜充血、水肿，分泌大量黏稠的黏液，黏液栓阻塞气道引起气流流动受限。慢阻肺患者早期可无明显不适，但随着病情进展，气流受限越来越严重，患者可出现以下症状。

（1）慢性咳嗽

常为首发症状，时间一般超过2个月，患者常早晨咳嗽较重，夜间出现阵发性咳嗽或咳痰。急性加重期时咳嗽较平时增加。少数患者无咳嗽，但行肺功能检查发现肺功能已经受到损害了。

（2）咳痰

一般为白色黏液性痰或泡沫样痰，痰中偶尔可带有血丝，一般在清晨排痰量较多。合并感染时痰量明显增多，可有黄痰、脓痰。

（3）气短或呼吸困难

也就是我们常说的"气不够用"或"气急"。主要因气道阻塞变得狭窄，导致呼吸受到限制。刚开始多在活动后如快步行走或爬楼梯时感觉气短，随着病情加重，逐渐发展到平时走路时也感觉气短。若在日常活动甚至休息时也会感觉呼吸困难，提示病情已经比较严重了。这些是慢阻肺患者的标志性症状。

（4）喘息

部分患者,特别是慢阻肺急性加重或重度患者会出现喘息。

（5）其他

除了以上典型的肺部表现以外,慢阻肺晚期患者还会出现食欲减退、消瘦、肌肉萎缩及无力、焦虑、精神抑郁等。如病情严重,发生心肺功能衰竭时,可出现发绀、下肢水肿、昏迷等。

6. "慢支""肺气肿"和"肺大疱"属于慢阻肺吗?

"慢支"也就是慢性支气管炎,指的是除外慢性咳嗽的其他原因后,患者每年咳嗽、咳痰或伴喘息持续3个月,连续2年或以上即可做出诊断。慢性支气管炎与慢阻肺具有相似的症状,仅通过临床症状难以鉴别,需要进一步行肺功能检查明确诊断。是否存在持续的气流受限是鉴别慢性支气管炎与慢阻肺的金标准。此外,慢阻肺患者晚期可有营养不良、体重下降、抑郁等表现,可与慢性支气管炎鉴别。可见,慢性支气管炎不是慢阻肺,但两者关系密切。慢性支气管炎是慢阻肺的危险因素,可增加患慢阻肺可能性和急性加重风险。慢性支气管炎病情进展出现持续气流受限时可诊断为慢阻肺。

"肺气肿"指的是末梢肺组织弹性减退,过度膨胀、充气,并伴有远端气道管壁的破坏,而无明显肺纤维化的表现。肺气肿有以下几种类型:阻塞性肺气肿、老年性肺气肿、代偿性肺气肿、间质性肺气肿、灶性肺气肿、旁间隔性肺气肿等。其中,阻塞性肺气肿最为常见,大部分是在慢性支气管炎的基础上逐渐发展形成的,少部分由其他原因发展而来。肺气肿不等同于慢性支气管炎,也不等同于慢阻肺。肺气肿患者同时伴有持续气流受限方可诊断为慢阻肺。

"肺大疱"是发生在肺组织,局部过度膨胀的、直径大于1厘米的气肿疱。它是由于各种原因导致肺泡内压力升高,肺泡高度膨胀,肺泡壁破裂,相互融合后形成的含气囊腔。肺大疱大多继发于小气道的炎症病变,如肺结核、肺炎或肺气肿等,也有一些病因不明。肺气肿后期肺泡破坏严重,可逐渐融合形成肺大疱。由此可见,肺大疱不是肺气肿,当然也不是慢阻肺。肺大疱有单发和多发,继发于肺结核或肺炎者常为单发。继发于肺气肿者常为多发。肺大疱平时可以没有任何症状,但在某些情况下也存在危害需要及时治疗。肺大疱位于肺尖上时,当患者突然用力可能会发生气胸,出现心慌、呼吸困难等,需要及时去医院治疗。少数情况下肺大疱也会继发感染,引起发热、寒战、咳嗽、咳痰等症状,需要进行抗感染治疗。巨大肺大疱可使患者感到胸闷、气短,此时可考虑行外科手术治疗。

7. 哪些人容易得慢阻肺呢?

主要包括以下人群:①年龄≥35岁;②长期吸烟或吸"二手烟";③患有支气管哮喘、慢性支气管炎、肺气肿;④有慢阻肺家族史;⑤长期居住在空气污染严重的地区;⑥由于职业原因长期接触粉尘、有害化学气体、重金属等;⑦经常使用煤炭、木柴做饭取暖;⑧胎儿时期肺发育不良、婴幼儿和青少年时期反复发生下呼吸道感染;⑨营养状况较差;⑩体重指数较低。

如果是易患人群,应尽早进行慢阻肺的筛查。慢阻肺的早期筛查很重要,在疾病早期,如果能够尽早治疗效果还不错,一旦进入晚期,患者生活质量明显下降,有些患者说话、换衣、吃饭都很费力,这时候任何治疗都只能是"隔靴挠痒"。

慢阻肺多发生于中老年人,2018年我国一项研究发现,40岁以上的人群慢阻肺患病率高达13.7%。也就是说,40岁以上的人群中差不多8个人里面就有1个是慢阻肺。因此,对于40岁以上的成人,如果出现了慢性咳嗽、咳痰、喘息等症状,且平时吸烟或曾经吸烟,吸烟量还很大,应考虑自己是否得了慢阻肺,建议至社区医院或体检中心进行慢阻肺的筛查。尤其是当胸部X线或胸部CT无明显异常时,一定要再做个肺功能检查。

肺功能检查是诊断慢阻肺的必备检查手段,若肺功能检查出现异常,应前往医院呼吸科门诊进行全面检查,确定是否为慢阻肺,以便于尽早开始进行正规治疗。

8. 你需要做肺功能检查吗?

慢阻肺是一种慢性进行性疾病,在疾病的早期,由于人体呼吸系统巨大的代偿作用,患者往往没有明显的不适。同时,慢阻肺病情进展缓慢,机体对其逐渐适应,不易引起足够的重视。因此,慢阻肺常被称之为"沉默的杀手"。患者一旦出现气短、胸闷等症状,疾病往往已进展到中重度时期,错过最佳治疗时间。因此,对于一些慢阻肺重点人群,常规的肺功能检查非常必要,便于早发现。

肺功能检查是检测有无气流受限最为客观的指标,是诊断慢阻肺的"金标准"。医生可利用肺功能检查尽早对慢阻肺患者作出诊断,评价患者肺功能受损程度,及时采取科学的治疗手段,缓解患者症状,促进身体健康恢复。同时由于肺功能检查具有重复性良好、无创伤、很少引起不适等优点,易被患者所接受。

我国钟南山院士不止一次提出"像测血压一样测量肺功能",旨在呼吁大众重视呼吸健康监测。然而要想真正做到像测量血压一样测量肺功能恐怕难以实现。一方面,由于肺功能检查设备价格昂贵,基层医生对肺功能检查的认知水平较低,且缺乏相关技术操作的应用指导。目前,肺功能检查主要在部分综合医院开展,在基层医院和社区并未得到普及。另一方面,测量血压操作简单,可适用于所有年龄段的人群,几乎不用培训即可轻松掌握;而肺功能检查较为复杂,部分人难以掌握其要领,配合度不高。另外,肺功能检查结果的解读专业性较强,许多人难以理解。这些都决定了我们不可能像测量血压一样测肺功能。那么哪些情况下需要进行肺功能检查呢?

推荐40岁以上的人群每年定期进行一次肺功能检查。有以下危险因素的人群建议定期进行肺功能检查:①长期吸烟;②长期接触有害气体;③自幼有反复呼吸道感染病史;④有慢性咳嗽、咳痰病史;⑤活动时感觉气短、呼吸困难;⑥既往行肺功能检查结果显示有异常。如果你的年龄小于40岁,但常年吸烟或吸二手烟,或者在秋冬季节经常出现咳嗽、咳痰、胸闷、气短的症状,也要有所警惕。

此外,我们还可以采用以下问卷(表1)粗略评估,如果有三个以上问题回答"是",就要当心自己患上了慢阻肺,应该到医院行肺功能检查,以便早期诊断,并得到及时治疗。

表 1 问卷评估

序号	问题	是/否
1	你经常抽烟吗?	
2	你经常咳嗽吗?	
3	你经常有痰吗	
4	你是否比同龄人更容易感觉气短?	
5	你年龄是否超过40岁?	

9. 生活中有哪些方法可以快速自测肺功能?

肺是人体的呼吸器官,它的衰老比我们想象中的快,因此,护肺要早。除了到医院进行肺功能检查以外,我们平时也应注意对自己的肺功能进行简单的自测,以便于尽早发现问题及时治疗。以下是几种简单的方法用来自测肺功能的好坏。

(1)吹蜡烛

点燃一根蜡烛,用力去吹,我们依据吹灭蜡烛时蜡烛距离嘴的距离来大致判断肺功能的好坏。如果蜡烛距离嘴15厘米吹不灭,说明肺功能出现了问题;如果蜡烛距离嘴5厘米吹不灭,说明肺功能很差。

（2）憋气

深吸气后憋气,我们计算憋气时间,如果憋气时间达30秒说明肺功能很好,憋气时间达20秒以上,说明肺功能也还可以。

（3）爬楼梯

用不急不缓的速度登上三楼,中途不停歇,如果并未感觉到明显的胸闷、呼吸急促,说明肺功能良好。

（4）跑步实验

原地跑步并观察脉搏,当脉搏增加到100～120次/分时,停止跑步。如脉搏能在5～6分钟恢复正常,说明肺功能正常。

10. 哪些人群不能进行肺功能检查?

对于以下情形者,不能进行肺功能检查:①近3个月发生心肌梗死、休克、脑卒中的患者;②近4周发生严重心功能不稳定、心绞痛的患者;③合并胸部、上腹部或脑内动脉瘤;④近4周发生大咯血;⑤癫痫发作需要用药物治疗的患者;⑥未能控制的高血压患者(收缩压≥200毫米汞柱,舒张压≥100毫米汞柱);⑦存在主动脉夹层、主动脉瘤的患者;⑧严重甲状腺功能亢进的患者。

患有肺炎或结核病、流感等呼吸道疾病的患者在急性期不建议进行肺功能检查,免疫功能低下的患者也不应做肺功能检查。如果必须要检查肺功能,应在医师的陪护下,同时严格做好疾病的防护与控制,如检查过程中发生不良反应,立即处理。

肺功能检查对受检者的年龄有所要求,因其需要受试者的配合和理解能力,目前要求6岁以上的人群进行检测。小于6岁的儿童因其配合和理解能力差,会影响到检测的结果,不建议其进行肺功能检查。

11. 胸部 X 线和胸部 CT 无异常，还需要做肺功能检查吗？

很多患者会有这样的疑问：我拍了胸部 X 线和胸部 CT，结果都是正常的，为什么医生建议我再做个肺功能检查？有这样的必要吗？

不同的检测手段目的不同。胸部 X 线和胸部 CT 主要检测肺组织、心肺血管和其他结构是否发生病变，肺功能检查是检测呼吸系统的功能状态，包括肺容量的大小、通气功能、弥散功能、气道反应性、气道阻力等。如果我们把胸部看作是一台机器，那么，胸部 X 线和胸部 CT 就相当于检查这台机器的零件有没有损坏，零件受损不一定影响机器的使用；而肺功能检查是为了检测这台机器的功能好不好用，功能性不好，不一定能从机器的外观发现。

在慢阻肺早期，胸部 X 线或胸部 CT 检查多无异常变化，它们更多的是用来排除其他具有相似症状的呼吸系统疾病。而肺功能检查对慢阻肺早期诊断和病情严重程度都可以进行判断。另外，对于一些呼吸系统疾病，例如，单纯肺气肿、周围型肺癌早期等，患者的肺功能可能是正常的，但需要做胸部 X 线或胸部 CT 检查来发现病变。因此，可以看出，胸部 X 线、胸部 CT 和肺功能检查是不可替代，相辅相成的关系，两者结合才能够早期发现和评估病情变化。

12. 什么是肺功能检查？

肺功能检查是运用专门的医疗设备检测受检者的呼吸功能，通过测定肺功能的相关指标，如肺容积、通气、弥散、气道阻力、呼吸肌肉功能等，从而判断患者是否存在肺部容积的改变、气道是否通畅、气体交换能力是否正常、呼吸肌肉力量是否改变等。肺功能检查仪器主要包括肺量计、压力计和气体分析仪。其中,肺量计是最常用的检查仪器,主要测定患者呼吸过程中进出的气体容积。患者行肺功能检查确定存在持续气流受限是诊断慢阻肺的必备条件。此外,肺功能检查对评估慢阻肺患者气流阻塞的程度、随访评估及治疗决策均具有指导意义。

肺功能检查包括多种检测技术,其中肺通气功能检查(肺量计检查)是最基础、最常用的项目。肺通气功能检查是利用肺量计来测定患者呼吸时单位时间内进出的气体容积或流量,通过通气功能检查可了解多数患者的肺功能情况。肺容量测定是评价肺通气功能的基础,本节主要介绍肺容量测定和通气功能测定。

(1)肺容量测定

肺容量指的是肺内的气体含量,是肺与外界空气进行气体交换的基础,具有重要的意义。临床上,肺容量测定几乎总是和通气功能检查一起进行。肺容量可包括四种基础肺容积,即潮气量(VT)、补吸气量(IRV)、补呼气量(ERV)和残气量(RV),它们彼此不重叠,随呼吸运动而变化。这四种基础肺容积相互叠加组成了4个常用的肺活量,即深吸气量(IC)、功能残气量(FRC)、肺活量(VC)和肺总量(TLC)。肺活量的大多数指标均可用肺量计进行测定,但不能测定残气量、功能残气量和肺总量,后者需采用特殊的肺功能仪器。

1)潮气量(VT):指的是在平静状态下呼吸时呼出或吸入的气体量,因呼吸交替类似于潮起潮落而命名。成人潮气量为400~600毫升。

2)补吸气量(IRV):指的是平静吸气末,继续用力吸气所能吸入的气体量。它可反映平静状态下吸气的储备量。成人的补吸气量为1 500~2 000毫升。

3)补呼气量(ERV):指的是平静呼气末,继续用力呼气所能呼出的气体量。它反映的是平静状态下呼气的储备量。成人的补呼气量为600~900毫升。

4)残气量(RV):指的是深呼气后尚残留在肺内无法呼出的气体量。残气量的存在避免了终末肺组织在低肺容积的情况下发生肺不张。成年人的残气量为1 000~1 500毫升。

5)深吸气量(IC):指的是平静呼气后用力吸气所能吸入的气体量。它是潮气量和补吸气量之和,反映了自然状态下的最大吸气潜力。

6)功能残气量(FRC):指的是平静呼气末尚残留在肺内的气体量。它是补呼气量和残气量之和。成人的功能残气量约2 500毫升。

7)肺活量(VC):指的是最大吸气后从肺内能够呼出的最大气体量。肺活量测定简单,可反映最大呼气或吸气能力,是肺功能测定最为常用的指标。它是潮气量、补呼气量和补吸气量之和。成年男性的肺活量平均约3 500毫升,女性约2 500毫升。

8)肺总量(TLC):指的是肺内所能容纳的最大气体量。它是肺活量和残气量之和。成年男性的肺总量约为5 000毫升,女性约为3 500毫升。

(2)肺通气功能测定

肺通气功能测定是反映肺通气能力的一个动态指标,较好的显示了时间和肺容积的关系。它主要包括以下指标:用力肺活量(FVC)、第一秒用力呼气容积(FEV_1)、1秒率(FEV_1/FVC)、呼气峰值流量(PEF)、最大呼气中期流量(MMEF)和最大分钟通气量(MVV)。以上指标均可用肺量计直接进行测定,因而肺通气功能检查又称为肺量计检查。

1)用力肺活量(FVC):指的是最大吸气后,然后以最快的速度、最大的力量呼气所呼出的最大气体量。

2)第一秒用力呼气容积(FEV_1):指的是最大吸气后用力快速呼气,在第一秒所呼出的气体量。

3)1秒率(FEV_1/FVC):指的是第一秒用力呼气容积和用力肺活量的比值,通常用百分数(%)来表示。FEV_1/FVC是最常用的评价气流受限的参数,持续的气流受限是诊断慢阻肺的必要条件。

4)呼气峰值流量(PEF):指深吸气后尽力尽快呼气时所产生的最大瞬间呼气流量。

5)最大呼气中期流量(MMEF):指的是用力呼出气量为25%~75%的肺容量间的平均流量。最大呼气中期流量可作为早期发现小气道病变的重要指标。

6)最大分钟通气量(MVV):指受检者在1分钟内以最快的频率和最深的幅度重复呼吸所得的通气量。MVV是反映肺通气功能储备的良好指标。

(3)支气管舒张实验

肺通气功能测定提示气道阻塞时,可以进一步做支气管舒张实验。支气管舒张实验是指给予支气管舒张药物治疗,并观察阻塞气道是否能够舒缓的检查方法。

支气管舒张实验目前最常用的判断指标主要是 FVC 和 FEV_1。吸入支气管扩张剂后检测 FEV_1/FVC 和 FEV_1 占预计值百分比是评价慢阻肺患者气流受限和疾病严重程度的良好指标。

1)实验流程:先检查基础肺功能,然后让受检者吸入支气管扩张药物,再复查用药后的肺功能。由于药物起效时间不同,需根据药物特性来选择复查肺功能的时间。如果吸入的是速效 $β_2$ 受体激动剂(沙丁胺醇),应在吸入药物 15~30 分钟后重复通气功能检查;如果吸入的是短效的抗胆碱能受体拮抗剂,如异丙托溴铵,则应在吸入药物后 30~60 分钟复查肺功能。

2)实验注意事项:①实验前应详细询问受检者病史,包括药物过敏史、用药禁忌史,以及是否有严重心功能不全病史。已知对某种支气管扩张剂过敏的禁用该类药物;有严重心脏病史慎用 $β_2$ 受体激动剂;前列腺肥大引起排尿困难、青光眼的患者慎用抗胆碱能受体拮抗剂。②常用的支气管扩张药物包括 $β_2$ 受体激动剂、抗胆碱药,以及茶碱等。给药方式包括吸入、口服、静脉等多种途径。其中,吸入型支气管扩张剂最为常用,有速效的 $β_2$ 受体激动剂,如特布他林、沙丁胺醇等;短效的抗胆碱能药物,如异丙托溴铵等。③有些药物会影响支气管舒张实验的准确性,因此,在实验前应停止使用这些药物。详见表 2。④基础肺功能测定正常的患者,无需再做支气管舒张实验。

表 2 支气管舒张实验需停用的药物和停用时间

用药方式	药物	停用时间
吸入	特布他林、沙丁胺醇	4~6 小时
吸入	异丙托溴铵	8 小时
吸入	噻托溴铵、沙美特罗、福莫特罗	24 小时
口服	氨茶碱	8 小时
口服	缓释茶碱	24~48 小时

13. 肺功能检查有哪些注意事项？

（1）检查前要做好哪些准备？

检查当天患者可如常进食，但检查前 2 小时应避免大量进食；患者着装宽松舒适即可，不要穿过紧的衣服；有活动性义齿的不需要取出，但应安装稳妥；检查当天避免饮用浓茶、咖啡等兴奋呼吸的饮品，避免饮酒；检查前 1 小时需停止吸烟；检查前 30 分钟避免剧烈活动。

检查前要配合医生记录年龄，测量身高、体重等。

有些项目在检查前需要停用支气管扩张剂、激素、抗过敏药物、止咳药等，如有不明白的可以咨询医生。

（2）检查中和检查后需要做什么？

检查时患者需要采用合适的体位。一般取坐位，这样更加安全，避免因晕厥而摔倒。应挺胸坐直，目视前方，双脚着地，不靠椅背。年幼儿童和肥胖者可采用站立位，可在患者身后放把椅子，一旦患者在检查中出现不适可随时坐下休息。有些患者因受伤等原因只能采取卧位，这样所检查出的结果较正常值偏低，此时医生应在报告中记录患者体位。

检查时通常用鼻夹夹住患者鼻腔，使口鼻不漏气，患者应学会用嘴呼吸。患者应用嘴巴包紧咬口器，同时避免口舌堵住咬口器。配合医生的指示进行呼吸，有些项目会有一些特殊的指令，比如吸气时尽最大能力吸气，呼吸时要有爆发力等。有操作不理解的地方可以询问医生或请医生进行示范。

肺功能检查相对来说是比较安全的，但在检查中或检查后仍可能会出现一些轻微的不适，比如咳嗽、头晕、疲劳、手指麻木、轻微手颤等，严重者可出现晕厥。这主要是由患者反复用力快速呼吸、过度通气，使得二氧化碳呼出过多所引起的。此时患者可以坐在靠背椅上，必要时平卧，防止摔伤。同时尽量放松下来，避免过度紧张，安静休息一会儿，一般 5～10 分钟即可恢复，若仍未恢复，需要及时告知医生，并在医生的指导下采取相关措施。

14. 如何读懂肺功能检查报告？

肺功能检查是慢阻肺患者诊断必备的检查手段。那么拿到肺功能检查的报告单后如何看懂复杂的检测数据？其实对于慢阻肺患者而言，只要读懂几个重要的指标，即便没有很深的专业知识，也能粗略知道检测的结果。

（1）肺容量测定

慢阻肺患者几乎都会做肺容量的测定，其中我们需要关注的是残气量（RV）、肺总量（TLC）和肺活量（VC）。在慢阻肺早期，由于呼吸的代偿作用，上述指标可在正常范围内。当患者处于慢阻肺中晚期时，呼吸的代偿不能维持正常的肺容积，此时肺处于过度通气状态，出现了 RV、TLC、RV/TLC 的升高，VC 是减低的。

（2）肺通气功能检查

肺通气功能检查是所有检查项目中最基础、最常用的检查，我们需要重点关注的指标有第一秒用力呼气容积（FEV_1）、用力肺活量（FVC）、1 秒率（FEV_1/FVC），以及 FEV_1 占预计值百分比。拿到报告单后，我们需要看吸入支气管扩张药物（如沙丁胺醇）后测得的 FEV_1/FVC 和 FEV_1 占预计值百分比，这是我们判断气道气流受限和评价病情严重程度的关键指标。

FEV_1/FVC 是判断气流阻塞的指标，指的是在一秒内用力呼出的肺活量百分比，该比值的下降提示气道阻塞。$FEV_1/FVC \geq 92\%$ 预计值为正常。当吸入支气管扩张剂后，$FEV_1/FVC < 70\%$ 提示病人存在持续的气流受限。结合患者长期吸烟等病史，慢性咳嗽、咳痰等呼吸道症状且若能同时排除其他导致气流受限的疾病，则可诊断为慢阻肺。

慢阻肺患者的气流受限程度常以 FEV_1 占预计值百分比来进行分级，可分为 1～4 级。需要注意的是该分级的前提是吸入支气管扩张剂后 $FEV_1/FVC < 70\%$。详见表3。

表3　慢阻肺患者气流受限严重程度分级

严重程度分级	FEV$_1$ 占预计值百分比/% （基于使用支气管舒张剂后的 FEV$_1$）
1级:轻度	≥80%
2级:中度	50%~79%
3级:重度	30%~49%
4级:极重度	<30%

15. 慢阻肺常用的治疗药物有哪些?

在慢阻肺病情稳定期,药物治疗是以控制症状,减少急性加重次数,提高运动耐力和生活质量为目的。常用的药物有支气管扩张剂和糖皮质激素,首选吸入治疗。其中支气管扩张剂是控制症状必不可少的成分,可舒张支气管平滑肌,使呼吸变得更加容易。支气管扩张剂包括 β_2 肾上腺素受体激动剂、抗胆碱能药物和茶碱类药物。

(1) β_2 受体激动剂

吸入型的 β_2 受体激动剂有短效和长效制剂。短效制剂有特布他林、沙丁胺醇等,快速起效,能够迅速缓解症状,但是疗效持续时间较短(4~6小时)。长效制剂有福莫特罗、沙美特罗、茚达特罗等,作用时间持续12小时以上,多在病情稳定期维持治疗。β_2 肾上腺素受体激动剂一般来说是较为安全的,部分病人用药后会出现心动过速、手颤、头痛等,通常持续时间较短,经过几天的常规使用药物,上述不良反应可能完全消失。如果并未消失,请及时咨询医生。

(2)抗胆碱能药物

包括短效和长效制剂。短效制剂如异丙托溴铵,起效较沙丁胺醇慢,作用时间持续6~8小时。长效制剂如噻托溴铵、乌美溴铵、格隆溴铵等,对支气管可产生显著且持久的扩张作用(超过 12 小时),主要用于慢阻肺的维持治疗。抗胆碱药的不良反应较少,常见口干、咳嗽,少见尿潴留等。

(3)茶碱类药物

常用药物有氨茶碱,0.1 克,每天 3 次;茶碱缓释或控释片,0.2 克,每12 小时 1 次。不良反应常见恶心、呕吐、兴奋、失眠、心动过速等,药物过量可引起心律失常,严重者可引起呼吸、心跳骤停。

糖皮质激素常用的有布地奈德、倍氯米松、丙酸氟替卡松等,通过气流被吸入到支气管,从而发挥局部抗炎的作用。一般不单独用于慢阻肺稳定期的治疗,在使用吸入支气管扩张剂的基础上可考虑联合吸入糖皮质激素。对于是否加用激素,最终还要专科医生来决定,患者不可自行加药或停药。许多患者"害怕"使用激素,认为激素对身体副作用大。事实上,患者用的激素多是吸入性的,剂量非常小,只要在医生的指导下合理用药,做好口腔清洁,副作用是比较轻微的。吸入糖皮质激素主要会产生一些局部副作用,比如咽喉不适、声音嘶哑、口咽部真菌感染等。因此,用药后一定要反复漱口,避免激素在口腔中残留。目前认为,吸入糖皮质激素是比较安全的,可以长期使用。

除了吸入单一成分的支气管扩张剂外,联合用药也很常见,主要有双联药物,如茚达特罗加格隆溴铵(杰润)、福莫特罗加布地奈德(信必可都保)、沙美特罗加丙酸氟替卡松(舒利迭),以及三联药物,如糠酸氟替卡松、乌美溴铵加维兰特罗(全再乐)。相较而言,联合用药在改善症状、延缓肺功能下降、预防慢阻肺急性加重方面效果更好。

用于稳定期的药物还包括祛痰药,如氨溴索、N-乙酰半胱氨酸、羧甲司坦等,以及罗氟司特、阿奇霉素,后者主要用于有频繁急性加重史的患者。

慢阻肺急性加重患者依据病情轻重,可选择在门急诊或住院治疗。80%的患者可在门急诊接受药物治疗,包括使用短效的支气管扩张剂、口服抗菌药物,加或不加口服糖皮质激素等。患者发生急性加重时应尽快去医院就诊,医生会详细评估病情轻重给出合适的治疗方案,病情较轻可在门诊接受治疗,需要按时门诊随访,必要时需住院治疗。病情较重需要住院接受针对性的治疗,若病情危及生命,需尽快入住 ICU 治疗。

16. 慢阻肺的吸入治疗是什么?

慢阻肺是一种慢性疾病,目前尚无根治的方法。它的治疗是一个长期控制的过程,很多患者都需要长期甚至终身用药,患者不应以是否出现咳嗽、呼吸困难的症状作为是否用药的标准,而应该坚持每天按时用药。其中,吸入药物治疗是慢阻肺最基础也是最核心的治疗措施。但实际生活中,很多老人"害怕"长期吸入药物,另有老人觉得使用吸入器操作费力且麻烦,手口不协调,吸入效率低,并且吸入药物"看不到摸不着",因此,更多的人愿意口服药物。这种心理是完全错误的,与吸入治疗的初衷相违背。那么究竟什么是吸入疗法?

吸入疗法是呼吸科常用的治疗方法,简单来讲就是将吸入药物通过吸入装置递送,使其沉积至肺部达到治疗效果。吸入疗法又称"气溶胶吸入疗法"。气溶胶是由固体或液体小颗粒(烟雾)分散并悬浮在空气中形成的胶体分散体系。因此,吸入疗法是通过吸入装置将药物分散成气溶胶小颗粒,以"烟"或"雾"的形式经口腔或鼻腔吸入气道和肺从而达到治疗疾病的目的。多项研究表明,吸入疗法的药物可以直接作用于肺部,具有起效迅速、疗效佳、安全性好的优势,相比于全身用药,吸入疗法不良反应相对较少,目前全球都广泛采用。

17. 长期吸入用药是否安全?

与口服、静脉注射药物相比,吸入药物可直接作用于深部气道,并且使用的药物剂量低、起效快、局部药物浓度高,同时具有可避免肝首过效应等优势。因此,吸入用药更加安全,可在一定程度上避免或减少全身用药引起的不良反应。另外,吸入用药不会形成依赖性或成瘾性,因为吸入药物的主要成分是支气管扩张剂和激素,不存在令人成瘾的成分。

因此,需要长期吸入药物治疗的老年慢阻肺患者,只要在医生和药师指导下,每天按时用药、正确掌握药物吸入装置,不可自行减量或停药,长期用药是比较安全的。

18. 常见的吸入装置有哪些?

吸入药物需通过吸入装置发挥其作用,目前市场上的吸入药物和装置的种类繁多,不同的吸入装置用法也不同,有很大一部分患者在第一次使用吸入装置时都会犯错,导致药物未充分发挥其药效。因此,如何正确的使用吸入装置显得尤为重要。我们接下来为大家介绍几种常见的吸入装置,吸入装置大体上可分为三类:压力定量吸入器、干粉吸入器和软雾吸入器。

(1)压力定量吸入器

药物以液体的形式储存在加压罐体中,通过按压给罐体一定的压力,药液按预先确定的剂量自动喷出,这是一种主动释放的方式。

1)压力定量吸入器的特点:①该装置对手口协调性要求高,患者必须在吸气的同时按压罐体,许多患者觉得这并不容易。②存在尾损现象:即在药罐即将耗尽仍继续使用该装置时,其喷射出的剂量会越来越少。

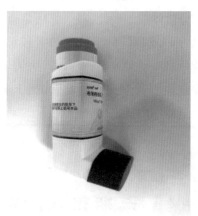

压力定量吸入器

2)使用方法:①打开吸嘴保护盖,保持药罐在上,吸嘴在下,轻摇贮药罐使药物混匀;②远离吸嘴,缓慢呼气,尽量呼出肺内空气;③将吸入器吸嘴含在口中,双唇包紧吸嘴,缓慢而深的吸气,同时按压药罐;④吸气末屏住呼吸约10秒。⑤屏气时拿开吸嘴,继续保持屏气;⑥正常呼气,如果需要重复使用,等待1分钟左右,重复上述步骤①~⑤;⑦擦拭吸嘴,盖上外盖,用清水深入喉部漱口。

3）常见错误:①手持装置的角度过大或过小;②没有完全含住吸嘴;③吸气与手动喷药不协调,手动喷药先于吸气或过迟;④吸气前未充分呼气;⑤吸气速度过快;⑥吸气后屏气时间不足。

4）注意事项:①使用前应摇晃装置使药物充分混合,并保持吸入装置直立,正确打开防尘帽;②吸入药物前应充分呼气,随后用口唇包紧吸嘴深而缓的吸气;③吸入后立即按压金属罐;④吸气末要有足够的屏气时间（10秒）;⑤用完后需及时擦拭吸嘴,每周可用清水清洗外壳;⑥注意剩余药物剂量和有效期,及时更换药物;⑦对于手口协调性差的患者可将压力定量吸入器连接装有单向阀的储雾罐使用。

(2)储雾罐

储雾罐是与压力定量吸入器一起使用的附加配件,用于帮助手口协调有困难的患者。

1）储雾罐的特点:①储雾罐增加了压力定量气雾器和口咽部的距离,克服了喷药与吸气的协调问题,增加了药物的有效吸入;②可多次吸药,提高药物的肺部沉积率;③喷入储雾罐的药物小颗粒运动速度减慢,因惯性沉积在咽喉部的药物减少。

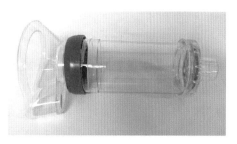

储雾罐

2）使用方法:①打开吸入器保护盖,保持吸入器直立,并轻摇药罐使药液充分混合;②将吸入器插入储雾罐插药接口;③用力呼气后屏气;④将储雾罐面罩紧叩患者口鼻,避免漏气;⑤按压药罐,同时缓慢深吸气;⑥吸气末屏气约10秒,屏气时,将面罩移开;⑦缓慢呼气;⑧将吸入器与储雾罐分开,擦拭吸嘴,盖上外盖;⑨漱口和洗脸。

3）注意事项:①避免交叉使用储雾罐引起污染;②储雾罐应定期清洗,否则药物会在罐内壁沉积过多影响治疗效果;③吸入器使用时应保持直立;④吸气时需缓慢深吸气,避免吸气过于急促或吸气不足;⑤按压吸入器时需按压到底,避免气雾剂释放不充分;⑥使用前需清理口鼻分泌物,使用后应及时漱口和洗脸。

(3)干粉吸入器

通过患者主动吸气的方式,在用力吸气时将药粉从装置中带出,然后吸入肺部。国内常见的有思力华吸乐、信必可都保、准纳器(舒利迭)等。

干粉吸入器的特点:①干粉吸入器由吸气驱动,不需要协调手口动作,操作更容易;②不同的干粉吸入剂装置内部阻力不同,患者必须要用一定的克服装置阻力的吸气流速才能获得正确的药物剂量,对于吸气力量不足的患者(高龄、消瘦、极重度慢阻肺患者)使用装置阻力低的准纳器效果更好;③高温、低温和潮湿都可能影响装置内药物的稳定性,因此,干粉吸入器应储存在阴凉干燥的环境中;④吸气方式对药物在肺部的沉积也有影响,使用干粉吸入器应采用快速用力的吸气,而非缓慢吸气。但是吸入力量过大,时间过短,会导致药物更多的沉积在口腔、咽喉和大气道,分布在肺部小气道的药物减少。因此,对于吸气力量好的患者,在使用干粉吸入器时也要避免过强吸气。

1)思力华吸乐

使用方法:①打开防尘帽,打开吸嘴;②吸入前准备好胶囊,将胶囊放入中央室;③盖上吸嘴,可听到一声"咔哒"声,表明盖子已盖好;④按下吸入器侧边的按钮,刺破胶囊;⑤远离吸嘴,用力呼气;⑥将吸嘴放在上下牙齿之间,双唇完全包住吸嘴,用力吸气;⑦吸气末屏气约10秒;⑧屏气时拿开吸嘴,继续保持屏气;⑨正常呼气,如需再次吸入,重复步骤②～⑧;⑩倒出空胶囊,擦拭吸嘴,盖好外盖,用清水深入喉部漱口。

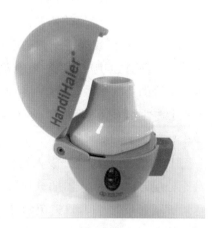

思力华吸乐

注意事项:①药物胶囊仅供吸入,不能口服;②该装置只能配合噻托溴铵使用,不能用来吸入任何其他药物;③避免反复按压吸入器侧面按钮,以免胶囊碎片被吸入肺部;④出现不良反应时应及时就医。

2）信必可都保

使用方法：①保持信必可都保直立，确保红色旋柄在下方；②旋松并拔出瓶盖，握着装置底部向某一方向旋转到底，再向反方向旋转到底，直到听到"咔哒"一声，表示完成一次装药；③远离信必可都保的吸嘴用力呼气；④将吸嘴放在上下牙齿之间，双唇完全包住吸嘴，用力吸气；⑤吸气末屏气约 10 秒；⑥屏气时拿开吸嘴，继续保持屏气；⑦远离吸嘴轻轻呼气；⑧如需再次吸入，重复步骤②~⑦；⑨擦拭吸嘴，旋紧盖子，用清水深入喉部漱口。

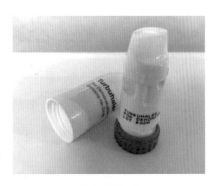

信必可都保

注意事项：①装药时，需保持信必可都保装置直立；②可通过查看剂量指示窗了解剩余药量，当出现红色记号时，表明药物已用完；③首次使用信必可都保吸入装置时，需要进行初始化操作；④呼气时不要对准吸嘴，以免潮气进入装置内造成药物结块而堵塞通道；⑤吸气时需要快速用力吸气；⑥如果没有吸好，重复再吸往往没有多大的效果，此时重新装载药物再吸效果更好，吸入操作不当时，肺部沉积的药物很少，多吸一次不会导致药物剂量过量；⑦对于理解能力差，操作困难的患者应多次检查和指导其正确使用都保。

3）准纳器（舒利迭）

使用方法：①用一只手握住外壳，另一只手的大拇指放在手柄上，向外推动直至完全打开；②向外推动滑动杆发出"咔哒"声；③远离吸嘴，用力呼气；④将吸嘴放在上下牙齿之间，双唇完全包住吸嘴，用力吸气；⑤吸气末屏气约 10 秒；⑥屏气时拿开吸嘴，继续保持屏气；⑦远离吸嘴轻轻呼气；⑧擦拭吸嘴，关闭准纳器，将拇指放在手柄上拉回外盖，直到听到"咔哒"一声，表示准纳器已关闭，滑动杆自动复位；⑨用清水深入喉部漱口。

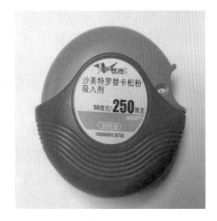

舒利迭

注意事项:①准纳器不用的时候要保持关闭状态,只有在吸入的时候才可推动滑杆;②准纳器上部的剂量指示窗口可显示剩余剂量,当药物即将用完时,及时更换;③每次使用完后应漱口,避免出现口腔真菌感染、咳嗽、声嘶等不良反应。

(4)软雾吸入器

该装置主要通过一个极细的喷嘴系统产生气雾速度非常慢的超细颗粒,被称为"软雾"。思力华能倍乐(噻托溴铵)是唯一的软雾吸入装置。

1)软雾吸入器的特点:①给药时间相对较长,因此,在气雾持续释放的过程中,患者能够比较好的和给药同步,能够充分把药物吸入;②喷雾速度慢,口咽部沉积率低;③主动喷雾,相较干粉吸入器,患者需要的吸气努力程度低;④药物微细颗粒含量高,肺部沉积率高。

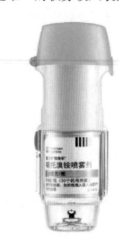

软雾吸入器

2)使用方法:①保持吸入器直立,将透明底座按照标签红色箭头指示方向进行旋转,直到听到"咔哒"声;②完全打开防尘帽;③先缓慢深呼一口气,然后含住吸嘴缓慢吸气,同时按压药物释放按钮;④继续缓慢深吸气,并屏住呼吸10秒或尽量长时间屏住呼吸;⑤屏气时拿开吸嘴,继续保持屏气;⑥远离吸嘴轻轻呼气;⑦如需再次使用,重复上述步骤①~⑥;⑧清洁吸嘴,盖上防尘帽,漱口。

3)注意事项:①用药结束后无需旋转复位;②使用时需保持吸入器直立;③当药物剂量指针进入红色区域时,表明药物即将用完,需及时准备新的吸入器以便于及时更换;④每周用湿棉布或湿巾清洁吸嘴和外壳,包括吸嘴中的金属部分;⑤药物保存时不可冷冻、冷藏,需常温下保存。

(5)如何正确选择吸入装置?

目前用于治疗慢阻肺患者的吸入装置越来越多,同种类型药物也有多种不同的装置选择,那么如何选择合适的吸入装置?

吸入装置的选择因人而异,最重要的是取决于患者使用装置的能力和偏好：①对于吸气力量好，手口协调性好的患者可选择任何一种装置；手口协调不佳的患者吸入装置推荐次序依次为干粉吸入器、压力定量吸入器+储雾罐、软雾吸入器。②对于吸气力量不足，手口协调性好的患者吸入装置依次推荐软雾吸入器、压力定量吸入器；手口协调不佳的患者吸入装置推荐次序为压力定量吸入器+储雾罐、软雾吸入器。

19. 如何应对慢阻肺急性加重？

(1) 慢阻肺急性加重

慢阻肺急性加重指的是咳嗽、咳痰、呼吸困难症状加重，症状恶化发生在 14 天内，可伴气急和心动过速。呼吸道感染是引起慢阻肺急性加重最常见的原因，其他因素还包括吸烟、空气污染、吸入变应原、气温变化等，以及稳定期治疗不规范或中断。

(2) 慢阻肺急性加重严重程度分级

如何评估慢阻肺急性加重严重程度？可依据急性加重时治疗上的不同对其严重程度进行分级。

1) 轻度：单独使用短效支气管扩张剂治疗。

2) 中度：需使用短效支气管扩张剂联合抗生素，根据需要选择加用口服糖皮质激素。

3) 重度：需要住院、急诊就诊或入住 ICU 治疗，可能合并急性呼吸衰竭。

(3) 预防慢阻肺急性加重

慢阻肺患者每一次的急性加重对身体都是一次不小的破坏，可使肺功能进一步恶化，即便出院回家也不能完全恢复如初。每况愈下的身体更容易引起下一次急性加重，对身体造成更大的破坏，形成恶性循环。因此，预防和减少慢阻肺急性加重显得尤为重要。我们需要做到以下几点。

1) 规范用药：必要时进行家庭氧疗 按照医嘱坚持长期规范使用吸入药物，不可自行减药或停药，有严重低氧血症的患者推荐采用长期家庭氧疗。

2) 戒烟：无论是主动吸烟还是被动吸烟，烟草均可刺激呼吸道引起气道炎症从而诱发慢阻肺急性发作。

3）避免接触有害气体或颗粒：远离污染的环境，雾霾天气尽可能少出门，一定要出门时戴好口罩，避开交通拥挤的高峰和车辆多的路段。

4）及时防寒，预防感冒：天冷时注意保暖，避免受凉，平时勤洗手，勤刷牙，保持室内通风。

5）注射疫苗：及时注射流感疫苗和肺炎链球菌疫苗，可有效预防流感和肺炎。

6）适度锻炼：可适当进行一些有氧运动，如快走、慢跑、打球等。避免过度疲劳，运动过度会造成耗氧量增加，机体缺氧反而会加重病情。

7）积极进行呼吸锻炼：呼吸锻炼可改善肺功能，提高生活质量，包括缩唇呼吸、腹式呼吸等。

8）合理膳食：建议多样化饮食，补充优质蛋白质、维生素等。

9）定期门诊随访：定期前往医院门诊复诊，以便于医生了解病情变化，及时调整治疗方案。

（4）慢阻肺急性加重的表现

慢阻肺急性加重时可能会出现以下症状和征兆。①咳嗽、咳痰更加频繁，从偶尔咳嗽发展为全天咳嗽不止。②痰液的颜色、性状和量发生改变，如从白痰转变为黄痰或黄脓痰，痰量明显增加。③胸闷、喘息比平时明显加重。④更容易疲乏或睡眠不足。⑤严重时可出现意识障碍，如嗜睡、昏迷等。⑥出现流感样症状，如高热、头痛、寒战、肌肉酸痛等。⑦活动耐力明显下降，如以前平地行走 500 米即需要停下来喘气，现在走 300 米就需要停下来喘气。⑧需要更多或更大剂量的药物才能控制喘息等症状。

（5）慢阻肺急性加重时居家应对措施

慢阻肺患者在家一旦发生急性加重，应立即采取以下措施。①立即采取能放松胸腹肌肉的姿势如半坐位，尽量放松身体，使用腹式呼吸并配合缩唇呼吸。②吸入短效支气管扩张剂缓解症状，如沙丁胺醇、异丙托溴铵等。③有条件时可进行吸氧（1～2 升/分），可改善缺氧，缓解胸闷等不适。④尽早到医院就诊或拨打 120 急救电话。

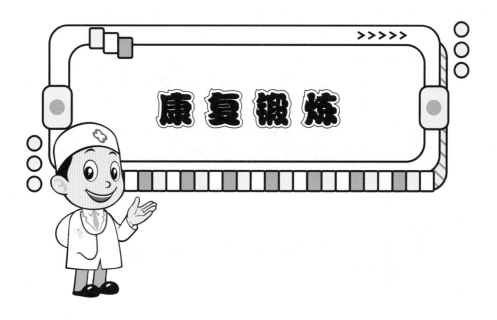

康复锻炼

20. 为什么要进行居家肺康复？

据统计,在我国40岁以上的人群慢阻肺的发病率高达13.7%,慢阻肺不但影响患者个人劳动能力,慢阻肺患者也会成为家庭的人力及物力的负担,随着社会老龄化,慢阻肺也将成为国家和社会的负担。呼吸康复是指在对患者进行全面评估基础上,为患者提供个体化的综合性的干预措施,包括患者教育、运动康复、心理与行为干预等,目的是提高患者的生存及生活能力,改善临床症状,提高患者生活质量。

慢阻肺患者的治疗过程中,呼吸康复的地位已经得到很大的提高。肺康复的对象绝大多数是长期带病居家或者在家逐渐康复的状态,很多患者由于长时间的患病导致活动量减少,除了引起肺功能下降外,同时可累及全身其他系统。如高血压、冠心病、骨质疏松症、营养不良、情绪障碍等。长期坚持肺康复可以减轻患者呼吸困难症状,改善肺功能;坚持运动康复提高运动耐力,有效的改善生活质量,同时减少慢阻肺急性发作的次数,减少住院的次数,减轻家庭经济负担。

21. 慢阻肺患者肺康复常用评估量表有哪些？

肺康复始于评估,并强调对患者全面评估、疗效进行评定的重要性,慢阻肺评估是根据患者的临床症状、肺功能严重程度,以及并发症的情况进行综合评估。

(1)慢阻肺评估测试(CAT)呼吸问卷

慢阻肺不仅给患者带来一系列不适症状,更影响患者的生活,工作。慢阻肺对生活工作的影响可以使用慢阻肺评估测试(CAT)呼吸问卷进行评价(表4)。

表4　慢阻肺评估测试（CAT）呼吸问卷

表现	分值	表现
我从不咳嗽	0　1　2　3　4　5	我一直在咳嗽
我一点痰也没有	0　1　2　3　4　5	我有很多很多痰
我没有任何胸闷的感觉	0　1　2　3　4　5	我有很严重的胸闷
当我爬坡或上一层楼时，没有气喘的感觉	0　1　2　3　4　5	当我爬坡或上一层楼梯时，感觉非常喘不过气
我在家能做任何事情	0　1　2　3　4　5	我在家做任何事情都受影响
尽管我有肺部疾病，但我对离家外出很有信心	0　1　2　3　4　5	由于肺部疾病，我对离家外出一点信心都没有
我睡眠非常好	0　1　2　3　4　5	由于肺部疾病，我睡眠相当差
我精力旺盛	0　1　2　3　4　5	我一点精力也没有

CAT 评分与疾病严重程度如下。

评分>30：非常严重

20<评分<30：严重

10<评分<20：中等

<10 分：病情轻微

注：患者评估 2 次分值差异≥2 分，即表示疾病加重或症状减轻

当 CAT 评分等级为严重及非常严重时，患者表现为不能从事大部分活动，生活困难，此时患者可以考虑转到专科门诊，增加药物治疗，确保用最佳的方案减少急性发作的次数并积极治疗并发症。评分为中等等级的患者可以考虑重新评估目前维持治疗的方案，确保采取最佳方案，病情轻微的患者可以积极采取一些手段比如：戒烟、接种流感疫苗等减少暴露与急性加重的危险因素。

（2）改良英国医学委员会量表（mMRC）

呼吸困难是慢阻肺最常见的临床症状，患者常常主诉自己胸闷、喘息、气促。家属也观察到患者呼吸频率加快，呼吸幅度改变，以及呼吸时辅助肌参与，那么怎么描述这种情况呢？医务人员常用改良英国医学委员会量表（mMRC）指导患者日常生活及康复训练，并且根据量表进行评价疾病治疗效果及病情进展（表5）。

表5 改良英国医学委员会量表(mMRC)

分级	呼吸困难严重程度
0	我仅在费力运动时出现呼吸困难
1	我平地快步行走或爬小坡时出现呼吸困难
2	我由于呼吸困难,平地行走较同龄人慢或需要停下来休息
3	我平地行走100米左右或几分钟后需要停下来休息
4	我因为严重呼吸困难导致不能离开家或穿衣脱衣时出现呼吸困难

分级标准:0级为轻度;1级为中度;3~4级为重度;以2级为分解阈值,得分≥2级为较多气喘,反之为较少气紧。

(3)运动性呼吸困难评价改良(Borg)量表

它属于自觉劳累程度评分的一种。0分表示一点也不觉得呼吸困难,10分表示极度的呼吸困难,虽然评分受患者的主观意识、耐受阈值、文化程度等因素影响,但是将自我主观感受数字化,患者能够很好的做自身前后治疗、康复效果的对比,常与6分钟步行试验联合应用(表6)。

表6 运动性呼吸困难评价改良(Borg)量表

评分	呼吸困难严重程度
0	一点也不觉得呼吸困难
0.5	非常非常轻微的呼吸困难,几乎难以觉察
1	非常轻微的呼吸困难
2	轻度的呼吸困难
3	中度的呼吸困难
4	略严重的呼吸困难
5	严重的呼吸困难
6	非常严重的呼吸困难
7	非常严重的呼吸困难
8	非常严重的呼吸困难
9	非常非常严重的呼吸困难
10	极度的呼吸困难,达到极限

22. 什么是呼吸肌锻炼？

首先您了解什么是呼吸肌吗？呼吸肌是指我们进行呼吸过程中用到的肌肉，分为吸气肌与呼气肌。吸气肌包括：膈肌、胸锁乳突肌、胸大肌、肋间外肌等。呼气肌包括：腹部肌群（腹直肌、腹横肌等），以及肋间内肌。慢阻肺患者随着病情进展，肺过度充气，胸廓上抬，呼吸肌变得低平，肌肉纤维缩短，回缩力下降，呼吸肌的肌力与耐力下降，从而引起我们呼吸困难，血氧饱和度下降及活动能力减弱等。对慢阻肺患者进行适当的呼吸肌锻炼，可以改善呼吸肌功能，能够使慢阻肺患者的运动能力得到进一步提升，并可以有效的减轻呼吸困难、夜间缺氧症状。

下面我们介绍几种常用的呼吸肌锻炼方式。

（1）吸气肌训练

主要是训练吸气肌肉的收缩速度，延长呼气时间，确保慢阻肺患者有足够的呼气时间，减少慢阻肺患者呼气末肺容积，增加肺通气量。吸气肌肌力训练我们一般需要借助外力，常用呼吸训练器，它可以手动设置吸气及呼气过程的阻力，从而起到锻炼呼吸肌的目的。刚开始练习可以每次练习5～10下，每天2次。

（2）呼气肌肌力训练

正常情况下，呼气过程是被动的，不需要做功，但在呼吸困难的情况下呼气活动就会变成主动过程，呼气肌肌力锻炼我们主要锻炼的是腹部肌肉，最常用的方法比如腹部加压法：患者平躺，腹部放置2千克左右的沙袋，以后可逐步增至10千克的沙袋，吸气过程中保持上胸廓平静，腹部隆起，沙袋的重量以不妨碍腹部隆起为宜。每次锻炼5分钟，每天2次。

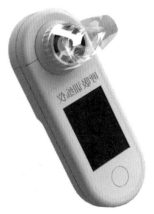

呼吸训练器

注意:在训练过程中若患者出现头晕、胸闷喘息等不适应症状立即停止训练,同时训练时患者身旁应提前备好急救药物及氧源。

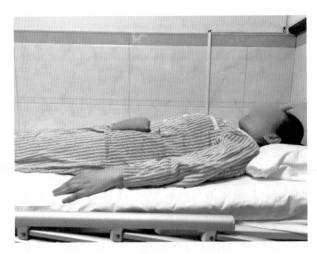

呼气肌肌力训练

(3)体外膈肌起搏

膈肌是最重要的呼吸肌,占整个呼吸做功的70%左右,慢阻肺患者由于长期的缺氧和氧合应激致使膈肌损伤,同时慢阻肺患者由于长期的营养不良导致膈肌厚度变薄,活动度下降。膈肌活动度每增加1厘米,肺通气量增加约300毫升,所以膈肌功能锻炼能够提高慢阻肺患者的生活质量。体外膈肌起搏器可以有效地增加膈肌的移动度,增加膈肌血流量,增强膈肌肌力,从而起到预防膈肌衰弱的目的。

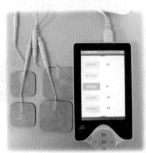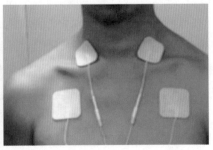

膈肌起搏器

膈肌起搏器的使用方法：①用酒精或水清洁需贴电极片位置的皮肤，干燥后贴电极片，具体位置如图所示。②连接导联线与电极片。③开机，调节参数。④治疗频率：每次 30 分钟，每天 1~2 次。

注意事项：气胸患者、活动性肺结核患者、安装心脏起搏器患者禁止使用膈肌起搏器。

23. 怎样进行呼吸训练？

慢阻肺患者由于气道炎症，肺通气功能下降，因此，患者即使在平静状态下也会出现呼吸困难，所以慢阻肺患者在呼吸过程中往往动员辅助呼吸肌参与呼吸运动，呼吸过程以胸式呼吸为主。在慢阻肺急性加重期时辅助呼吸肌的作用更为明显，表现为肩式呼吸，甚至矛盾呼吸，胸部、肩部的肌肉紧张，脊柱僵硬。以胸式呼吸为主的浅表呼吸没办法保证肺部的有效通气量，又容易引起呼吸肌紧张，增加耗氧量，诱发呼吸肌疲劳，运用膈肌进行腹式呼吸可以改变辅助及参与的不合理的浅表呼吸，增加肺泡通气量，缓解气促症状。呼吸训练是慢性呼吸系统疾病患者改善身体状况及生活质量的重要保健治疗措施，常用的呼吸训练方法有：缩唇呼吸法、腹式呼吸法、抬臂呼吸法等。

(1) 缩唇呼吸法

可以延缓呼气时间，使气流下降，提高气管内压力防止小气道过早塌陷，促进二氧化碳的排出，改善肺内气体分布。具体操作如下。①患者取坐位或站立位。②用鼻子慢慢吸气，心中默数 3 个数。③吸气末，舌尖自然放松，嘴唇撅起如吹口哨状，使气体轻轻吹出，心中默念 6 个数。④频率：每天练习 3~4 次，每次 15~30 分钟。

注意：呼气时缩唇大小由患者自行选择调整，不要过大或过小，以呼出气流能使口唇 15~20 厘米处的蜡烛火焰倾斜而不熄灭为适度。刚开始训练时吸气时间与呼气时间比例位 1∶2，随着熟练程度增加，吸气与呼气时间甚至可以达到 1∶3。

(2)腹式呼吸

①患者用鼻子深吸气,胸部保持不动,腹部隆起。②然后缩唇缓慢呼气,呼气时腹部尽力内收,同时双手逐渐向腹部加压,促进气体排出。③腹式呼吸要深而慢,吸呼比为1:(2~3),每分钟呼吸8~10次,持续3~5分钟,每天数次。

(3)抬臀呼吸法

患者取仰卧位,双腿屈曲,双足置于床上,类似于桥式运动。患者呼气时抬高臀部,原理是患者呼气过程中利用腹腔脏器的重量将膈肌向胸腔进一步推压,使横膈膜上抬,促进余气排出,吸气时还原以达到增加潮气量的目的。

24. 慢阻肺患者应该怎样进行运动康复训练?

很多慢阻肺患者由于缺氧,呼吸困难等症状本能的减少运动,甚至不愿意运动,通过不运动来避免或减轻呼吸困难,长时间不运动导致四肢肌肉萎缩,呼吸肌肌力下降,从而加重呼吸困难,形成恶性循环。因此,随着病程进展,相关症状也越发明显。资料显示,如果一个人5周不运动,肌肉会萎缩2%~12%,肌力下降20%~22%,而慢阻肺患者如果不运动,其肌肉萎缩、肌力下降速度会更快。在慢阻肺患者中,肌肉萎缩和体重减少是常见的肺外表现之一。运动康复锻炼是慢阻肺康复的基石,是慢阻肺治疗的重要措施。适当的运动可以使慢阻肺患者的四肢肌力及呼吸功能得到改善,同时可以促进患者排痰。

慢阻肺运动康复主要包括上肢肌力训练、下肢肌力训练,以及全身运动。下面介绍几个适合慢阻肺锻炼的方法。

(1)全身耐力训练

以低负荷进行长时间的有氧训练,有益于提高患者的心肺功能及全身运动耐力。我们首推荐的是步行训练,因为步行是我们日常生活中最简便的训练方式,其他的训练方式包括:骑自行车、跑步、打太极拳等。

（2）四肢肌力训练

对于肌力和耐力较差的患者,首先应以骨骼肌肌力训练开始,在肌肉力量得到增强后再进行全身性的耐力训练。

1）下肢肌力训练

★ 直腿抬高:患者仰卧位,双下肢伸直,单侧下肢抬高 30 度,双腿交替上抬,如图。训练时配合呼吸效果更佳。

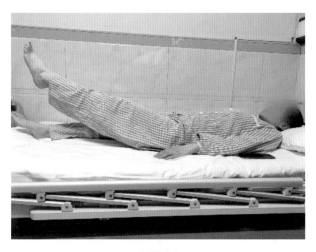

直腿抬高

★ 侧卧髋外展:患者取侧卧位,双腿完全伸直,吸气时上方腿尽可能向上抬,如图。

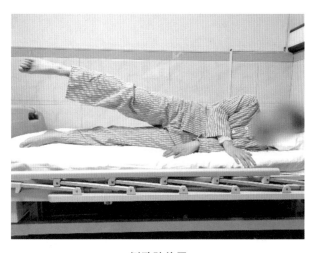

侧卧髋外展

★ 踝泵训练:取平卧位,吸气,呼气时勾脚,如图。

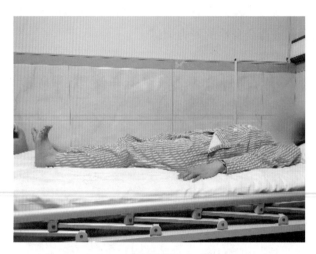

踝泵训练

★ 双桥运动:患者取仰卧位,双臂放于两侧,双腿屈膝,呼气时抬臀,并保持5秒,吸气放下,如图。

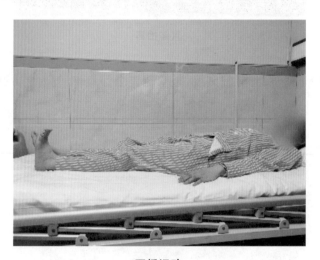

双桥运动

★ 半蹲训练:双手交叉余脑后,双腿屈膝,屈髋,呈半蹲状,吸气回位,呼气时半蹲,吸气回位,如图。

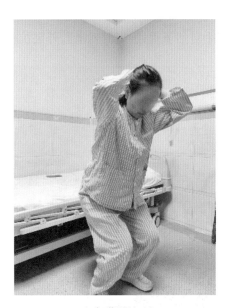

半蹲训练

★ 提踵训练：双手叉腰，吸气提踵、呼气回位，如图。

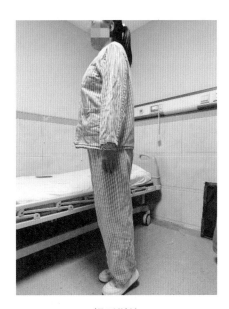

提踵训练

2）上肢训练

★ 扩胸运动：双手自然下垂，吸气时双上肢外展扩胸，呼气回位，如图。

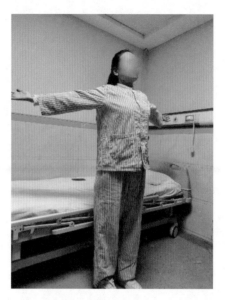

扩胸运动

★ 肩关节运动，如图。

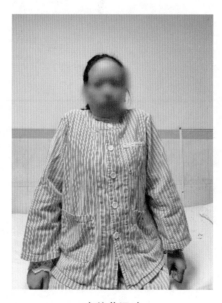

肩关节运动

25. 怎样确定适合自己的运动强度?

运动训练不仅可以改善慢阻肺患者的肌肉功能,以及运动耐力,同时可以间接的改善呼吸困难,改善心血管功能。但是慢阻肺合并其他疾病如心血管疾病、营养不良、骨质疏松症等,会进一步降低患者的运动能力。循序渐进是慢阻肺患者运动训练的关键,运动的强度要根据患者自身的各项指标去设定,包括患者的血压、心率、血氧饱和度的变化,以及患者自感劳累程度。可通过,6分钟步行试验来测定患者日常生活运动状况及运动耐力,从而很好的设定患者日常运动强度。居家康复患者可以参考以下操作步骤在家自行检测,步骤如下。

(1)准备工作

1)试验场地准备:室内封闭走廊(气候适宜可在户外),少有人走动。地面平直坚硬,路长达30米,间隔做标记。

2)患者准备:穿舒适的衣服及鞋子,实验前2小时内避免做剧烈运动,实验前无须热身运动。可以使用日常使用的辅助行走工具如拐杖等。

(2)操作过程

①实验前测量血压、脉搏、血氧饱和度。②计时器设定6分钟,患者站在起步线上,一旦开始行走,立即启动计时器,请患者做好配合:尽可能快地沿着走廊来回走动,转弯时不要犹豫或停留,感到疲劳或呼吸困难时,可以减速或停下来休息,症状减轻后再继续进行。③6分钟步行试验结束,统计患者步行距离,并检测记录患者生命体征,用运动性呼吸困难评价改良(Borg)量表评分评价患者呼吸困难程度。

(3)6分钟步行试验禁忌证

1)绝对禁忌证:近1个月内发生不稳定型心绞痛或心肌梗死患者。

2)相对禁忌证:静息心率>120次/分,收缩压>180毫米汞柱和舒张压>100毫米汞柱。

3)根据6分钟步行试验结果指定的运动处方:如果患者运动过程中血氧饱和度≥95%,运动处方强度为6分钟步行试验中最大心率的60%~80%;运动性呼吸困难评价改良(Borg)评分在3~4分。居家处方:运动距离等于6分钟步行试验距离的85%乘以5分钟,也就是说如果6分钟步行试验患者步行距离是500米,那么居家运动中建议患者30分钟行走2 125米。如果患者在运动中血氧饱和度低于85%,建议患者在运动过程中吸氧,运动强度以患者血氧饱和度不低于90%作为可耐受的最大负荷强度。

26. 运动训练有哪些注意事项?

(1)运动时间选择

饱餐后不应该立即开始运动,运动时间应在饭后1小时。同时不要在空腹状态下进行大量运动,运动时间可以选择在应用支气管扩张剂后。

(2)运动前做好准备

患者穿着宽松舒适的衣服及鞋袜;如患者痰液较多,预防运动过程中出现气短、呼吸困难,运动前应该充分排痰;运动前应做好热身活动,避免运动中关节肌肉损伤;提前准备好支气管舒张吸入剂、硝酸甘油等急救药品。

(3)运动场地及环境选择

不要在极冷或极热的环境下运动,运动场地要求宽敞,环境宜人,空气湿度合适。

(4)运动中应适当补充水分

量不宜过多,尤其慢阻肺合并心血管疾病患者,否则易引起心脏负荷过重。

(5)运动后应做好放松

尽量消除运动引起的肌肉酸痛,快速回复体力;运动训练后不宜立即洗热水澡,易引起心脏、大脑供血不足,心脑血管意外。

(6)关注运动过程

运动过程中如果出现呼吸困难,可以在运动间隙加入呼吸控制,若还是不耐受应该停止运动或者降低运动负荷;如果因为特殊情况导致运动终止,应从低强度运动开始;运动过程中患者出现适度的疲劳、适度的呼吸困难、适当的出汗及肌肉酸痛等症状,不用过于担心,这些症状属于运动过程中正常现象。

(7)和家人朋友一同运动

条件允许的情况下,尽量邀请家人朋友陪同运动,这样可以增加运动的安全性,增加患者的心理愉悦感,改善患者忧郁的情感状态。

27. 慢阻肺患者为什么痰多?

痰液其实就是人体呼吸道的分泌物,在正常情况下,人们的支气管每天要分泌 70~100 毫升的痰液,它们是一层薄薄的黏液,且对人体起到了一定的保护作用,保持呼吸道的湿润。在人们不小心吸入粉尘、颗粒、细菌等微生物的时候,这些痰液能够将它们包裹起来,并通过支气管壁上皮纤毛的不断摆动,将痰液带到咽喉处,人们喉咙会感到不舒服,随之将它们咳出来或者咽下。正常人的痰液一般比较稀薄,很容易咳出,所以不会感到痰是个大麻烦。当慢阻肺病人的气管、支气管和肺泡发生炎症时,呼吸道黏膜充血水肿,黏液分泌增多,毛细血管通透性增高,浆液渗出,渗出物与其他物质混合形成了黏稠的痰。

最重要的是慢阻肺患者由于气道长期反复的炎症造成气道黏膜破坏,纤毛不同程度地出现了倒伏、脱落和死亡的现象,无法摆动或者摆动力度不够,不能将支气管内的痰液摆送到咽喉部。越来越多的痰液积聚,就造成了痰堵、咳嗽的症状。

28. 什么是气道廓清？

我们咳痰的过程分为四个步骤，首先是气道黏膜分泌物刺激支气管黏膜末梢神经；输入神经传输到延髓的咳嗽中枢；然后完成以下动作，即快速吸气，膈肌下降；声门关闭，腹肌持续收缩，胸腔加压，同时声门开放，内外压力差产生强烈气流将痰液排出。整个咳嗽过程中，任何一个环节出现问题，痰液就很难排出。慢阻肺患者由于气道炎性加重，黏液分泌物增多，同时慢阻肺患者因小气道炎症，易形成小气道塌陷，纤毛运动能力下降，导致了痰液咳出困难。痰液聚集和滞留的气道为细菌定植和感染提供了机会，并激发炎症反应的发生。因此，尽快将分泌物清除对减少肺炎等相关并发症的发生非常重要。为了保持肺的清洁，我们需要使用气道廓清技术。

什么是气道廓清技术呢？气道廓清技术是利用物理或机械方式作用于气流，增强黏液纤毛的清除功能，帮助气管、支气管内痰液排出或者诱发咳嗽将痰液排出。气道廓清技术基于两个机制：黏液纤毛廓清和有效咳嗽。气道廓清目的是增加气道清除能力、改善气体交换、预防肺不张和肺部感染。

常用的气道廓清技术有拍背、叩击、主动呼吸循环技术（ACBT）、有效咳嗽、体位引流、辅助器械排痰等。

（1）主动呼吸循环技术

能够有效的清除支气管分泌物，改善肺的通气功能减低气流阻力，主动呼吸循环技术由三部分组成：呼吸控制（BC）、胸廓扩张运动（TEE）、用力呼气技术（FET），三项可根据患者自身灵活调整。

1）呼吸控制：在主动循环呼吸中，介入两个主动部分之间的休息间歇为控制呼吸。方法：患者取坐位或者站位，按自身的速度与深度进行腹式呼吸，尽量放松胸部与肩部。

2）胸廓扩张运动：深呼吸，吸气末屏气 3～5 秒，再缓慢放松的呼气，胸廓扩张运动能够松动痰液，减少肺泡的塌陷。

3）用力呼气技术：由 1～2 个用力呼气（呵气）组成，用力呼气技术能够将痰液向大气道移动,促进痰液的排出。

(2)胸部叩击

胸部叩击是用杯状手或治疗仪如给胸壁一个外在的作用力,使分泌物从支气管壁松动,通过患者咳嗽将痰液排出体外。胸部叩击技术适用于长期卧床、咳痰无力的慢阻肺患者。操作方法如下。

①患者取侧卧位或坐位,扣击部位垫薄毛巾。②操作者手指弯曲并拢,使掌侧呈杯状,利用腕关节的力量,从肺底自下至上,由外向内、迅速而有节律地叩击胸壁。③每次叩击时间以 3 ~ 5 分钟为宜;每一肺叶叩击 1 ~ 3 分钟,每分钟 120 ~ 280 次。④注意胸部叩击应在餐前 30 分钟或者餐后 2 小时进行。同时,叩击时应该避开乳房、脊柱、骨隆突、肾等部位。慢阻肺合并肺栓塞、大咯血,以及胸部骨折患者不适宜胸部叩击。

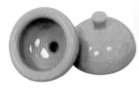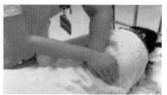

(3)有效咳嗽的正确方法

有效的咳嗽能够促进慢阻肺患者痰液排出,保持呼吸道通畅,改善肺通气功能,预防肺部感染,减少慢阻肺并发症的发生。有效咳嗽操作方法如下。

①指导患者根据病情调整能够成功咳嗽的体位,尽量保持躯干直立,身体稍前倾。②指导患者进行 5 ~ 6 次的缓慢深呼吸,吸气末屏气 3 秒。③迅速打开声门,用力收缩腹肌做爆破性咳嗽 2 ~ 3 声,或者自己按压上腹部帮助把痰液咳出。④停止咳嗽,并缩唇呼吸将余气排出。⑤重复以上动作 2 ~ 3 次后正常呼吸,必要时结合叩击。

(4)体位引流技术

通过调整患者的体位,利用重力作用将分泌物引流到中心气道的一种方法。引流每个部位时间 5 ~ 10 分钟,宜餐前或餐后 2 小时进行。严重心脏病、肺水肿、咯血病人不适用体位引流。根据病变所在的肺叶或肺段,采取相应的引流体位,具体如下。

1)肺上叶尖端:坐位后仰30度,配合震颤或叩击5分钟,如图。

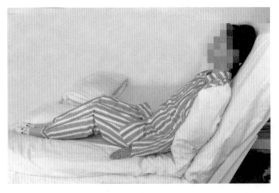

肺上叶尖端引流体位

2)肺上叶后段:端坐位前倾30度,配合叩击5分钟,如图。

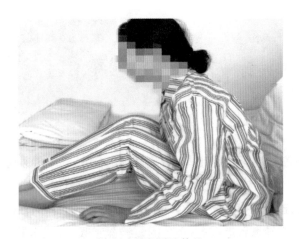

肺上叶后段引流体位

3)肺上叶前段:平躺,可配合震颤或叩击,如图。

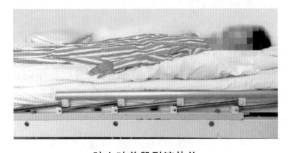

肺上叶前段引流体位

4) 右肺中叶：左侧卧位，头低 15 度，躯干向后旋转 1/4，如图。

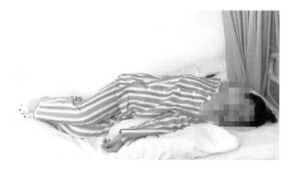

右肺中叶引流体位

5) 舌叶：右侧卧位，头低 15 度，躯干向后旋转 1/4，如图。

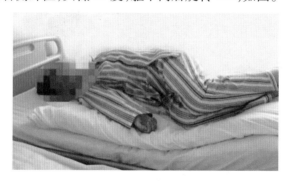

舌叶引流体位

6) 下肺上叶：俯卧位平躺，如图。

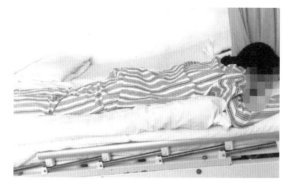

下肺上叶引流体位

7)下肺前基底段:侧卧位头低30度,如图。

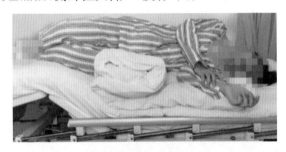

下肺前基底段引流体位

8)下肺后基底段:俯卧位,头低30度,如图。

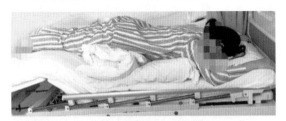

下肺后基底段引流体位

(5)呼气末振动呼吸训练器

通过此装置,在呼气过程中产生一种呼气末正压,引起气道内气体震荡,起到清除分泌物的作用,使用方法如下:①调节合适的呼气阻力;②用嘴巴含住口含嘴,用鼻子吸气,屏气3秒,经嘴用力呼出;每次5~10分钟。如图。

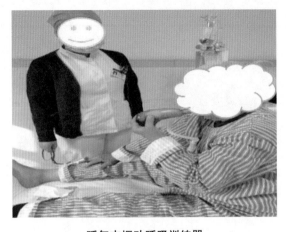

呼气末振动呼吸训练器

29. 慢阻肺患者进食时为什么容易呛咳？

慢阻肺患者由于高碳酸血症、较高的呼吸道阻力，以及不协调的胸腹呼吸运动导致患者通气功能改变，从而使进食过程中吞咽的频率变快，咽部的刺激加重，导致吞咽功能的不协调。同时慢阻肺患者由于肺过度通气，营养不良等引起膈肌的力量和强度下降，辅助肌群参与呼吸做功，引起咽喉部位置移动进而影响进食。慢阻肺患者在进食期间，氧气摄入减少，导致呼吸代偿性加快，呼吸频率越快，气道关闭的时间越短，越容易发生吞咽障碍。此外，患者受药物影响，由于长期使用β-受体激动剂、糖皮质激素、抗胆碱类药物可能会引起胃食管反流，长期的吸烟可引起胃酸分泌增多，进食后可能引起食物的反流，引起呛咳。

慢阻肺患者进食发生呛咳后，极易发生误吸。误吸食物进入气道后，就会阻塞气道。误吸后对呼吸道的阻塞程度取决于误吸物的大小，以及下呼吸道的口径，及时、有效的清除呼吸道分泌物及误吸物是预防肺部感染的关键。

大块的固体食物阻塞在喉及咽部时，建议采取海姆立克急救法，快速用力挤压上腹部，迫使膈肌上抬排出误吸物。小颗粒的及液体食物误吸时，主要的方法是吸出误吸物，美国呼吸治疗协会指出，预防肺部感染最重要的一项措施就是吸痰。长期卧床的慢阻肺患者一旦出现误吸应尽快调节体位，头偏向一侧，减少食物进入气管，吸出残留在口腔及咽部的食物。

下面简单介绍下海姆立克急救法：①被救者处于坐位或立位，施救者站于被救者背后，双手环抱被救者。②施救者右手握拳，用大拇指掌指关节顶住患者的脐部，即上腹部正中位置。左手压在右手拳上，向上向内快速冲击6~10次，使胸腔压力升高，帮助异物排出。

30. 怎样进行吞咽功能训练？

慢阻肺患者由于肺部疾病导致呼吸模式不协调,据统计85%的慢阻肺患者存在不同程度的吞咽功能障碍,研究显示吞咽功能障碍是慢性阻塞性肺疾病恶化的风险之一,慢阻肺患者由于长期缺氧,患者肠蠕动减慢,消化能力下降,而吞咽功能问题出现反复呛咳还会进一步造成慢阻肺患者食欲下降,形成恶性循环。

首先我们了解一下什么是吞咽,吞咽是一个非常复杂的过程,涉及到至少26块肌肉及6条神经的协调,食物从口经食管到胃过程可以分为口腔期、咽期、食管期。由于各种原因引起的口腔、食管、神经的损伤,从而不能将食物安全的送到胃的一种现象就叫吞咽功能障碍。吞咽功能障碍患者一般都有以下表现:进食速度减慢、进食过程中明显的吃力、进食过程中容易出现胸闷、呼吸困难,吃饭或喝水后出现呛咳、饭后1小时左右出现体温升高等。吞咽功能障碍会引起误吸、吸入性肺炎、营养不良等。你是否存在吞咽功能障碍呢？我们可以通过下面的方式进行自我评估(表7)。

表7　进食评估问卷调查工具(EAT-10)

1. 我的吞咽问题已经使我体重减轻
2. 我的吞咽问题影响到我在外就餐
3. 吞咽液体费劲
4. 吞咽固体食物费力
5. 吞咽药片(丸)费力
6. 吞咽时有疼痛
7. 我的吞咽问题影响我享用食物时的感觉
8. 我吞咽时有食物卡在喉咙里的感觉

续表7

9. 我吃东西的时候会咳嗽
10. 我吞咽时感到紧张
每个问题分为 5 个等级：没有(0 分)、轻度(1 分)、中度(2 分)、重度(3 分)、严重(4 分)；EAT-10 总分≥3 分为异常，您可能在吞咽的效率和安全方面存在问题，建议您带着 EAT-10 的评分结果就诊，作进一步的检查和治疗

除了以上的自我筛查量表，下面评估方法也是简单可行的。

洼田饮水试验：首先患者取坐位，先喝 2~3 毫升水，正常吞咽后无呛咳，再喝 30 毫升温开水，观察喝水的时间及呛咳的情况。结果分析见表 8。

表 8　洼田饮水试验结果分析

结果分为 5 级
1 级：可一次喝完，无呛咳
2 级：分 2 次喝完，但不伴随声音嘶哑或呛咳
3 级：可一次喝完，但伴有声音嘶哑或呛咳
4 级：分 2 次以上喝完，同时伴有声音嘶哑或呛咳
5 级：吞咽过程中常常呛咳，难以将 30 毫升水全部喝完
结果解析
正常：1 级，在 5 秒内喝完
可疑：1 级，但超过 5 秒喝完、以及 2 级
异常：分级在 3、4、5 级

下面介绍几种吞咽功能锻炼的方法。

(1) 颈部训练

前后左右放松颈部，或者颈部左右旋转、提肩沉肩。

(2) 口唇闭锁训练

练习口唇闭锁的力量及对称性。

（3）扫舌运动

舌尖沿上下齿龈做环清扫动作。

（4）压舌抗组训练

舌尽量外伸,由一侧口角向另一侧口角移动,可用压舌板抵抗舌的活动。

（5）唇的训练

发出"u"的声音训练、或者鼓腮数秒,用力挤压双颊。

（6）感觉刺激训练

1）冷刺激训练:冷刺激能有效的提高软腭以及咽的敏感度,刺激方法:用冷冻的棉棒刺激上腭、咽后壁及舌后部,连续反复5~10次。

2）K点刺激:K点也叫K-poin,位于磨牙后三角处,用棉签刺激K点,每次5~10次。

（7）低中频电刺激

为了维持或增强吞咽相关肌肉的肌力,可通过皮肤进行低、中频脉冲电刺激,以改善吞咽功能。

31. 吞咽障碍的患者怎样进食呢?

第一,进食前准备:如有痰,进行有效咳嗽排干净痰液,保持口腔清洁。

第二,进食姿势:①低头姿势进食,该体位减少了气管开放,因此,可以减少食物进入气道而引起误吸;②头颈前驱侧卧位:患者进食时,在头颈前屈卧位下用力吞咽,如患者感到有食物卡住可进行几次空吞咽。

第三,食物选择:应当有适当的黏度,表面光滑,不易松散。通过口腔及咽部时易变性,不易粘在黏膜上。

第四,一口量:调整进食的一口量,最适宜吞咽的每次摄入口量,正常人约20毫升,一般先以少量(3~4毫升)试之,酌情添加;调整进食速度,前一口吞咽完成后再进行下一次吞咽,避免2次食物重叠入口的现象。

第五，不要在感到呼吸困难时进食，条件允许时可在进餐时给予低流量吸氧。

第六，吃饭时间尽量控制在半小时内，超过30分钟患者可能会产生疲劳，少食多餐，保证营养均衡。

第七，尽量减少用餐时谈话。

第八，进食后漱口，确保口腔清洁。进食完后切勿立即卧位休息，进食后可坐起半小时或者散步半小时以上再卧床休息。避免食物残留或反流而导致误吸。

32. 慢阻肺患者留置胃管日常护理的注意事项

胃管是将导管从鼻腔经过咽喉通过食管送达到胃内的一种喂养管，部分老年慢阻肺患者存在严重的吞咽功能障碍，为了满足营养需求，需要长时间留置胃管，胃管护理不当容易造成患者鼻腔、食管、胃黏膜破损出血。胃管的日常护理有哪些注意事项呢？

第一，每次喂饭前应检查胃管的置入长度，查看胃管刻度，确保胃管没有脱出；固定胃管的固定贴应及时更换，以免造成皮肤损伤。

第二，每次鼻饲前应回抽一下胃内容物，胃内容物超150毫升应减少鼻饲的量或延长间隔时间。

第三，鼻饲前，长期患者需家属协助患者翻身，将床头抬高30～45度，能够自理的患者取坐位或半坐卧位；鼻饲前需先注入20～30毫升温开水，确保胃管通畅。

第四，食物选择：应为营养丰富、易于消化并富含维生素的流质食物，食物的温度以38～40摄氏度为宜，过冷易引起胃部不适，以及腹泻；温度过高易造成食管及胃的灼伤。每次鼻饲量应不超过200毫升左右，两次鼻饲间隔时间应大于2小时。

第五，鼻饲过程中速度不可过快，同时尽量避免灌入空气，引起腹胀。

第六,鼻饲后应同样用 20 毫升温开水冲洗胃管,防止食物残渣残留凝固造成胃管堵塞。鼻饲后患者不宜立即平躺,易引起食物反流,建议半卧位或坐位半小时,防止引起呛咳,减少吸入性肺炎的发生。

第七,定期更换胃管,一般我们采用的硅胶胃管,1 个月更换 1 次。留置胃管期间注意保持口腔卫生,每天进行口腔护理,及时清理口腔分泌物。

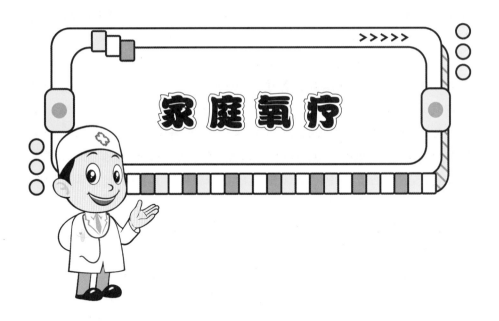

家庭氧疗

33. 什么是长期家庭氧疗？

慢阻肺患者存在持续的气流受限，导致肺通气功能障碍，造成肺功能受损，血液中 O_2 浓度下降，严重时伴有 CO_2 潴留，导致低氧血症，甚至高碳酸血症。长期血氧水平低下，使慢阻肺患者患心、肺、脑血管疾病的风险增加，甚至诱发多器官功能障碍。

氧疗是指氧气疗法，即通过不同吸氧装置增加肺泡内氧分压以纠正机体低氧血症的治疗方法。因此，氧疗在慢阻肺的治疗中占有重要的地位，任何药物治疗无法替代。慢阻肺急性加重期患者在医院接受正规治疗后，病情可以得到一定的控制，但是其在医院治疗的时间毕竟有限，大部分时间还是在家中度过。部分慢阻肺患者呼吸功能受损较为严重，在日常活动中易出现气促、胸闷、发绀等症状，在患者居家后续的治疗和预防疾病急性加重的过程中，为了使该类患者的病情能够维持稳定，需要长期家庭氧疗。长期家庭氧疗可以减少慢阻肺患者的住院次数，预防疾病进展，减少对重要器官的伤害，改善生活质量，延长患者的寿命。由于其简单实用，已成为慢阻肺患者家庭治疗的首选方式。

长期家庭氧疗是指患者脱离医院环境后返回家庭，坚持每日科学吸氧，并持续较长时间的一种治疗方式。对于慢阻肺病人来说，一般要求患者每天在家中吸氧不少于 15 小时，并持续较长时间（至少 6 个月），但应由专业医师全面评估后，方可在家进行，包括氧疗的指征，吸氧的浓度，氧疗目标，以及效果监测等多方面，从而达到纠正低氧血症，改善患者生活质量，延缓疾病进程，提高患者生存率的目的。

患者朋友们由于医学知识相对匮乏，会担心长期吸氧成瘾或者吸氧中毒的问题，而没有坚持家庭氧疗，自己觉得发病才需要吸氧，不发病就不需要吸氧。这种想法是错误的。慢阻肺疾病发作时需要吸氧，不发病时体内缺氧依然存在，仍然需要吸氧，才能减少疾病发作，降低住院次数。长期吸氧并不会成瘾，氧气存在于空气中，是人类生存必不可少的。如果患者病情好转,缺氧改善,不吸氧不会难受,如果疾病进展,缺氧无法改善,不吸氧就会难受,但绝不是吸氧成瘾,而是空气中的氧气已经不能满足身体的需求,因此,必须通过吸氧来纠正缺氧的状态。而且,常规吸氧并不会中毒,我们每天都在呼吸空气中的氧气,并没有中毒。长期家庭氧疗的慢阻肺患者,在专业医师的指导下,多采用低流量(1~2升/分)、低浓度(25%~29%)吸氧,是不会发生中毒的。

注:吸氧浓度=21+4×氧流量。

34. 慢阻肺的患者都需要长期家庭氧疗吗?

得了慢阻肺,都需要进行长期家庭氧疗吗?并不是所有的慢阻肺患者都需要长期家庭氧疗。专业医师会依据患者的动脉血气分析和动脉血氧饱和度结果,以及并发症等情况综合判断患者是否需要长期家庭氧疗。

动脉血气分析,是指抽取患者的动脉血进行检验,其结果中的氧分压可以直观的显示患者是否存在缺氧,以及缺氧的程度,此种检验方法多在医疗机构采用。动脉血氧饱和度,即动脉血中的氧气浓度,可以经动脉血气分析得出,也可以由指夹式脉搏血氧饱和度指示仪器检测。指脉氧仪是一种轻巧方便的无创性血氧饱和度检测仪器,可同时检测患者的血氧饱和度和脉搏。患者可自行购买,在家中即可监测。正常人体的动脉血氧饱和度应≥95%。

当患者达到以下指征时,医师往往会建议其进行长期家庭氧疗。

(1)血气分析

动脉血氧分压≤55毫米汞柱或动脉血氧饱和度≤88%,伴或不伴高碳酸血症(3周内两次测量结果)。

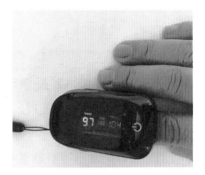

指脉氧仪

（2）血气分析

动脉血氧分压在 55~60 毫米汞柱,或动脉血氧饱和度<89%,并伴有肺动脉高压、右心衰竭或红细胞增多症(血细胞比容>0.55)。

对于慢阻肺患者来说,往往采用的是低流量、低浓度的吸氧治疗,并不是流量越大,浓度越高,治疗效果越好。因为在人体的颈动脉和主动脉处存在着一种化学感受器,这种感受器对血液中的氧含量进行着监控。当血氧含量较低时,它会刺激人体加快呼吸提高血氧含量;而在血氧含量较高时,则会减慢呼吸来降低体内血氧。这种对氧极其敏感的"监控器"却对二氧化碳不甚敏感。它没有办法根据人体内二氧化碳含量进行合理调控。所以当患者吸入较高浓度的氧气时,体内血氧迅速上升,在化学感受器作用下,患者呼吸变浅变慢。此时体内产生的二氧化碳由于呼吸变浅变慢无法及时排出体外,造成了二氧化碳潴留,并引发高碳酸血症、呼吸衰竭,最终危及生命。

因此,低流量、低浓度吸氧对于治疗慢阻肺患者缺氧,可以保持对人体呼吸中枢的刺激,使呼吸频率维持在一个合适的范围内,降低二氧化碳潴留的形成概率,对提高患者生存率起到了至关重要的作用。

一般用鼻导管吸氧,氧流量为 1.0~2.0 升/分,吸氧时间>15 小时/天。目的是使患者在海平面、静息状态下,达到氧分压≥60 毫米汞柱和(或)使血氧饱和度升至 90% 以上。

患者坚持长期家庭氧疗,可以减少缺氧对心、肺、脑、肾等重要器官的损害,减轻因缺氧导致的注意力不集中、头痛、嗜睡、烦躁等神经精神症状,提高日常生活的独立性,减少对他人的依赖,还可以减少疾病急性加重次数、住院次数,节约医疗费用。总体提高生活质量,延长生存年限。

35. 怎样选择长期家庭氧疗的设备?

慢阻肺患者最常用的家庭氧疗设备有氧气瓶和制氧机,下面我们分别来阐述。

（1）氧气瓶

氧气瓶是用于储存和运输氧气的高压容器,由瓶体、瓶箍、瓶阀和瓶帽四部分组成。氧气瓶上有压力表装置,通过压力表可以了解氧气瓶中的氧气量,使用时还需连接湿化瓶。氧气罐根据体积大小的不同,盛装的氧气量也不同,一般来说,体积越大,储氧越多,也越重,搬运较不方便,可借助手推车帮助运输。市场上流通的医用氧气瓶有多种规格,家庭氧疗最常使用的是容量为 10 升的氧气瓶。

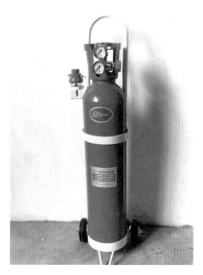

氧气瓶

患者在使用氧气瓶时应注意:氧气瓶要立放,不要靠近火源,氧气瓶与明火距离不得小于 10 米。开启瓶阀应轻缓,操作者应站在瓶阀出口的侧面。使用氧气瓶时需观察氧压力表,以监测罐内的余氧量,瓶内气体不能全部用尽,在快用完时,需及时到医用氧气厂灌氧。相较于其他氧疗设备,氧气罐具有体积小、氧含量高、使用方便、可移动等优点。

（2）制氧机

制氧机是制取氧气的一类机器。家用制氧机是一种小巧轻便的机器,其运送的氧气浓度一般为 93%~98%。基本配置包括外机、电源、氧流量表、湿化瓶、鼻氧管或吸氧面罩。目前市场上制氧机主要分为两类:医用型和保健型。保健型制氧机主要采用高分子富氧膜原理、电解水原理和化学反应制氧原理。这些制氧机的主要特点是噪声较低,氧流量和氧浓度较低,但使用成本较高。医用型制氧机主要采用分子筛原理制氧,这是一种先进的气体分离技术,采用沸石分子筛、变压吸附技术及真空变压吸附技术,使用物理方法直接将空气中的氧气与氮气分离,滤除空气中的有害物质,从而获得符合国家医用标准的高浓度氧气（93%±3%）,即制即用,新鲜自然,不存在高压、易爆等危险。医用分子筛制氧机是目前市场上最主流的家用制氧机,其氧气浓度较高,稳定性强,可以 24 小时连续开机。而所需的维护较少,只需定期检测氧流量和氧浓度即可。对需要长期家庭氧疗的慢阻肺患者来说,家用制氧机性价比最高,但其一般不能便携移动。对于需要长期家庭氧疗的慢阻肺患者,尤其是需要无创呼吸机治疗的患者,建议使用最大氧流量不低于5升的制氧机,不仅是可调节的范围大,可提供相对高的氧流量,更重要的是能保证长时间供氧,输出氧浓度也能稳定在90%以上,从而取得良好的治疗效果。

总体来说,氧气瓶可提供高浓度氧,没有噪声,不耗电,但是需要灌氧,外出时可携带。制氧机可源源不断的制氧,使用方便,操作简单,容易维护,但购买成本较高,停电无法使用,氧流量及氧纯度较氧气瓶低,不方便携带,有噪声。二者各有优缺点,患者可依据自身情况进行选购。

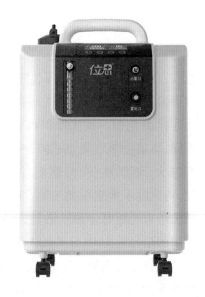

制氧机

36. 常用的家庭氧疗的方法有哪些?

目前常用的家庭氧疗的方法有2种,一种是鼻导管/鼻塞给氧法,一种是面罩给氧法。

(1)鼻导管/鼻塞给氧法

鼻导管为顶端和侧面开孔的塑料或硅胶导管,将导管前端插入鼻腔内约1厘米,其余管道绕挂在耳后即可。有单腔和双腔,管径0.5~1.0厘米。鼻塞是由较硬而光滑的塑料或硅胶材料制成,分单塞法和双塞法。单塞法为选用适宜的鼻塞型号塞于一侧鼻前庭内,并与鼻腔紧密接触,另一侧鼻孔开放,吸气时只进氧气,故吸氧浓度相对较稳定。双塞法是将两个较细小的鼻塞同时置于双侧鼻孔,鼻塞周围留有空隙,能同时呼吸空气,双塞法对于患者较为舒适,但吸氧浓度不够稳定。适合的氧流量为1~6升/分。氧流量

>5 升/分后，吸氧浓度不再增加。鼻导管/鼻塞给氧适用于对氧流量和吸氧浓度要求不高的患者，即氧分压或血氧饱和度轻、中度降低者。这种吸氧方法的优点是设备简单，使用方便，患者耐受性良好，活动自如，方便吃饭和交谈，宜作为家庭氧疗的首选吸氧装置。缺点是吸氧浓度不稳定，受潮气量、呼吸频率等因素影响。当氧流量>5 升/分时，可导致鼻腔黏膜干燥，患者往往不能

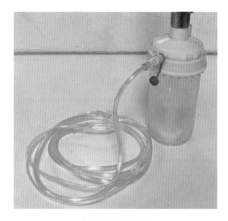

鼻导管给氧法

耐受。如患者需氧要求氧流量>6 升/分，应更换其他吸氧装置。为防止导管被鼻分泌物堵塞、避免导管被细菌污染，鼻导管需要在使用后及时清洗晾干，破损时立即更换。

　　(2)面罩给氧法

　　面罩给氧可以增加氧气储存空间来提高氧浓度，适用于张口呼吸、鼻部疾病影响吸氧，对吸氧浓度有更高要求的患者，即病情较重，氧分压或血氧饱和度明显下降者。常用装置为普通面罩，面罩上有些小孔，呼出气可以从小孔排出，空气也能从小孔进入。面罩给氧适合的氧流量为 6～10 升/分，是常用于家庭氧疗的吸氧方式。其优点是简便、经济、吸氧浓度高于鼻导管；缺点是难

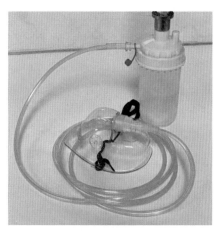

面罩给氧法

以达到较高的氧浓度，影响患者进食和交谈，有误吸风险。面罩在使用后及时清洗晾干，破损时立即更换。

　　对于慢阻肺伴高碳酸血症的患者，并不是吸氧流量越高，吸氧浓度越高越好，而是应给予持续低流量吸氧，一般不超过 3 升/分，目标血氧饱和度范围为88%～92%，以防止过高浓度氧疗加重二氧化碳潴留，引起肺性脑病，加

重病情。如吸氧后仍感觉有较严重的胸闷、气短、喘憋等现象，及时到医院就诊。

37. 家庭氧疗有哪些注意事项

第一，坚持低流量（1～2升/分）、低浓度（25%～29%）吸氧，每日吸氧时间不少于15小时。

第二，注意氧疗安全。氧疗设备最好放置于平坦、通风、避光的地方，并做好"四防"（防火、防震、防热、防油），距离火源5米以上，暖气设备1米以上。氧疗的患者应戒烟，并熟悉氧疗设备的正确安全使用方法。

第三，应用鼻导管/鼻塞吸氧时，应尽量闭合嘴唇。若经口呼吸，不仅影响吸入氧浓度，而且易致口干舌燥。还需及时检查鼻导管是否通畅，注意有无分泌物堵塞而影响氧疗效果。

第四，氧疗时应做好湿化。湿化瓶内的水不宜过多，占总量的1/2～2/3，并每日更换，最好应用无菌蒸馏或灭菌注射用水，但亦可应用纯净水或冷开水替代。

第五，氧气瓶内的氧气不能完全用尽，一般需留0.5～1.0兆帕，以防灰尘杂质等进入瓶内，再充气时引起爆炸。购买制氧机的患者，使用前应仔细阅读说明书，保证能正确安全的使用。

第六，预防感染。制氧机、鼻导管/鼻塞、面罩、湿化瓶等供氧设备，均应定期消毒，若发现破损，应及时更换，否则当细菌沿着管路进入鼻腔，吸入肺部，极易引起肺部感染。

第七，及时观察氧疗效果。若患者购买有便携式指脉氧仪，可以非常直观的观察血氧饱和度，评估氧疗效果。如果血氧饱和度升至90%以上，则提示氧疗有效。若患者身边无指脉氧仪，可通过自身的症状来评估。如神志转清，发绀减轻，呼吸减慢而平稳，心率较吸氧前减慢，说明氧疗有效。反之如患者出现意识障碍，呼吸困难加重，则提示病情恶化，应立即到医院就医。

第八，做好随访。氧疗的慢阻肺患者最好每月或每3个月到门诊随诊一次,需要专业医师对其进行问诊、查体、复查动脉血气分析等相关检查,评估氧疗效果,及是否仍需坚持长期氧疗。若患者恢复到不需氧疗的程度,则不再进行氧疗。

38. 为什么有些慢阻肺的患者需要使用家庭无创呼吸机?

慢阻肺以持续性气流受限为特征,特别是呼气性气流受限。患者常常感到胸闷、气喘、呼气性呼吸困难。为了吸入氧气、排出二氧化碳,呼吸肌长期处于高负荷状态,长此以往,易导致呼吸肌疲劳,此时吸入和排出的气体明显减少,人体缺氧逐渐加重,而二氧化碳无法排出体外,造成二氧化碳潴留,最终出现呼吸衰竭。无创呼吸机的"辅助通气模式"可以帮助患者呼吸,从而减少呼吸肌做功,缓解呼吸肌的疲劳程度。可以让慢阻肺患者的呼吸更加轻松,从而提高一定的生活质量。尤其在夜间,由于呼吸肌的自然放松,更容易引起缺氧和二氧化碳潴留,更加需要无创呼吸机辅助治疗。

多项研究表明,氧疗与无创呼吸机联合使用可以显著降低伴有持续性高碳酸血症的稳定期慢阻肺患者的二氧化碳潴留,提高其运动耐力,显著减少呼吸困难。无创呼吸机与氧疗联合使用可以让患者更有效的通气、减慢呼吸频率、降低呼吸肌氧耗、缓解呼吸肌疲劳、纠正缺氧,最终提高生活质量,延长寿命。

一般情况下,有以下情况的慢阻肺患者需要进行家庭无创呼吸机治疗。

一是,无创通气更适用于合并慢性Ⅱ型呼吸衰竭的重度稳定期慢阻肺患者。

二是,出现急性呼吸衰竭的慢阻肺患者,需应用无创通气治疗,当呼吸性酸中毒改善后2~4周,高碳酸血症仍然存在的慢阻肺患者需进行家庭无创通气治疗。

三是,当慢阻肺合并肥胖低通气综合征、重度阻塞型睡眠呼吸暂停综合征时需进行无创通气治疗。

慢阻肺患者需要将输氧管一端与供氧设备相连,另一端通过接头连接在呼吸机管路近端,根据患者的病情选择合适的面罩,保证患者舒适而又不漏气。供氧设备可结合患者的实际情况选择氧气瓶或制氧机。氧气流量一般设置为 1~3 升/分,呼吸频率一般设置为 10~15 次/分,呼气相气道正压一般设置为 4 厘米水柱,吸气相气道正压与呼气相气道正压差值一般>10 厘米水柱,无创通气时间一般不少于 5 小时/天。可根据患者的病情、呼吸频率、气道阻力和肺顺应性等设置上述参数,确保患者血氧饱和度维持在90%以上。

那么,哪些人禁忌应用家庭无创呼吸机呢?①无法自主排痰及痰液过多的患者;②有吞咽功能障碍,容易误吸的患者;③严重上消化道出血的患者;④有急性鼻窦炎或中耳炎的患者;⑤严重的呼吸抑制、意识障碍或精神类疾病无法配合的患者;⑥对呼吸机面罩材料高度敏感的患者。因此,并不是所有的慢阻肺患者都需要家庭无创呼吸机治疗,具体还需要听取专业医师的建议。

39. 怎样选择家庭无创呼吸机?

为了保证家庭无创呼吸机的治疗效果,正确选择呼吸机是很关键的。家用无创呼吸机通常包括呼吸机主机、加温加湿器、呼吸机管路、呼吸机面罩、充电器、过滤棉等。对于慢阻肺患者来说,一般选用的是双水平正压无创呼吸机。这种呼吸机能够在患者吸气及呼气时给予压力支持,吸气压及呼气压之间产生压力差,能够保证有足够的肺泡通气量,使患者吸气时不费力,缓解呼吸肌疲劳;同时可以防止肺泡萎陷,帮助患者排出二氧化碳,有利于下一次呼吸时的肺扩张。目前市场的无创呼吸机有很多品牌,例如,瑞迈特、瑞思迈、鱼跃、飞利浦等,价格几千到上万不等,患者可根据自己的情况选择适合自己的产品。

慢阻肺患者居家应用家庭无创呼吸机治疗,往往需要长期佩戴呼吸机面罩,选择适合自己的面罩尤为重要。目前,市面上的呼吸机面罩主要分为鼻罩和口鼻罩两种。鼻罩一般为三角形,盖住整个鼻部,经鼻腔输送氧气,更符合自然的呼吸,是最常用的选择,耐受性好,舒适感比较强,仰卧、侧卧及喜欢翻身的患者都能适用,但容易经口漏气,对鼻中隔偏曲、鼻炎及鼻部生理结构有问题的不适用。口鼻罩包绕口、鼻,可经口和(或)鼻送气,降低了气流对鼻腔的冲击感,适合鼻腔阻塞或者习惯张口呼吸的患者。口鼻罩避免了经口漏气,与鼻罩相比,与面部皮肤接触面积大,比较难全面贴合面部,比较容易经鼻根部漏气。对睡姿也有要求,主要适用于喜欢仰卧的患者,此外,口鼻罩还会影响进食和说话。口鼻面罩的封闭面积比较大,有的患者可能出现"幽闭恐惧",此类患者应及时更换为鼻罩。

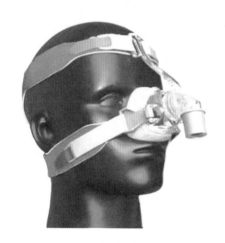
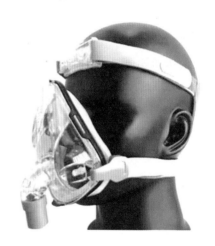

鼻罩　　　　　　　　　　　　　　　口鼻罩

在选择面罩时,以漏气量小、舒适度好、安全性佳、使用方便为原则,慢阻肺患者可以根据鼻面部情况及缺氧程度来选择适合自己的呼吸机面罩。面罩佩戴既不要过松也不要过紧,以插入一根手指为宜,这样在保证患者舒适的情况下,漏气量也在可接受范围,保证治疗的效果。如果面部无畸形,口鼻周围皮肤完好,牙齿无缺损,鼻罩或口鼻罩均可佩戴。胡须浓密或有幽闭恐惧症的患者,建议选择鼻罩。鼻部疾病或张口呼吸、牙齿缺损者,可选择口鼻罩。患者可以根据自己的个人情况选择适合自己的面罩。

40. 家庭无创呼吸机的模式和参数是多少？

目前家庭无创呼吸机主要使用两种模式。

(1)持续气道正压通气(CPAP)模式

患者有自主呼吸的条件下,在呼吸周期内,呼吸机在吸气和呼气时均提供正压,因此,CPAP 是一种持续性正压通气,可以帮助患者打开气道,减少呼吸时的阻力。主要用于阻塞性睡眠呼吸暂停综合征、自主呼吸较强、只需要呼吸机稍微辅助的患者。

(2)双相气道正压通气(BiPAP)模式

双相气道正压通气(BiPAP)模式指患者在吸气及呼气时给予两种不同水平的气道压力,升压时间、吸气压、呼气压均可调节,通过不同压力之间的转换,帮助患者吸气和呼气,可以减少呼吸肌做功,缓解呼吸机疲劳,主要适用于慢阻肺的患者。

下面我们主要介绍一下双相气道正压通气(BiPAP)模式下常用的呼吸机参数。

1)吸气压(IPAP):呼吸机在患者吸气时,给予一个较高水平的压力持续送气,增大患者通气量,减少患者呼吸做功。一般从 4~8 厘米水柱开始,5~20 分钟内逐步增加,调至合适的治疗水平,观察血氧饱和度恢复至 90%以上,同时应兼顾患者的舒适感;吸气压最大一般不超过 25 厘米水柱,以免造成气道压力性损伤或胃肠胀气。

2)呼气压(EPAP):呼吸机在患者呼气时,给予一个较低水平的压力,可以防止气道陷闭,增加功能残气量,改善氧合。呼气压一般从 4 厘米水柱开始设置,有上呼吸道开放不良或肥胖的患者可适当进行上调。通常设置一般不超过 15 厘米水柱。

3)呼吸频率(Rate):当设置控制模式或者辅助控制模式时,呼吸频率一般设置为 10~14 次/分。

4)压力上升时间(Rise Time):压力上升时间(Rise Time)指患者在呼吸

时,触发呼吸机,吸气压达到目标压力所需的时间,一般情况下,设置为 50 ~ 100 毫秒,压力上升的时间越短,患者的舒适感相对越差。

5) 温湿度：目前市面上各种型号的无创呼吸机均配备自动加温、加湿器,可以自由调节温度及湿度,但是要保证吸入气体温度能达到 36 ~ 37 摄氏度,相对湿度 100%。

还需要提醒的是,进行家庭无创呼吸机治疗的患者一定要在医师和呼吸机工程师指导下,选择合适的参数,最好在医院试机观察一段时间再出院继续行家庭无创呼吸机治疗。在使用呼吸机的过程中,不要随意调节呼吸机参数,有问题及时向医师和呼吸机工程师咨询。

41. 使用家庭无创呼吸机的注意事项有哪些?

在使用家庭无创呼吸机的过程中,除了设置好参数、选对适合自己的面罩、正确规范的操作以外,还有以下几点注意事项。

第一,患者在佩戴无创呼吸机面罩前,家属需帮助患者翻身、拍背,鼓励患者及时咳出呼吸道分泌物,保持气道通畅。若患者在佩戴过程中出现剧烈咳嗽咳痰时应停机 5 ~ 10 分钟,让患者将痰液排出后,再继续佩戴。

第二,患者在第一次使用无创呼吸机时,可能会出现喘憋、胸闷、口面部漏气等不适症状,甚至出现人机不同步的现象,这些均属于正常现象。患者应根据医师和呼吸机工程师的指导,放松心情,可从低压力开始逐步过渡到治疗压力,根据自身情况,逐渐增加佩戴时间,逐步达到人机协调的状态。

第三,加湿器中的水量不能超过最高水位线。最好选用无菌蒸馏水或者灭菌注射用水,考虑到便利性,也可用纯净水或冷开水替代。若加湿器中有水,最好不要移动无创呼吸机,可将湿化器与主机分离后,再移动呼吸机,避免湿化器中的水进入机器。

第四,做好管路清洁。呼吸机面罩、管路、加湿器都需要每天清洗,每 7 天用中性溶液清洗一次,并置于阴凉处待干,不建议用 84 消毒液、戊二醛或酒精清洗消毒,这些溶液会对管路造成一定程度的损坏,缩短使用寿命。

第五，呼吸机中的过滤棉可以过滤空气中的灰尘、细菌等，建议每 2 ~ 3 个月更换一次。当不使用呼吸机时，应及时切断电源。

第六，使用呼吸机的过程中，要经常检查漏气量，一般控制在 7 ~ 25 升/分。如果漏气量太大，应及时检查管路的密闭性，更换适合自己的面罩或调整面罩的松紧度，若有牙齿缺失者，尽量佩戴假牙。

第七，佩戴无创呼吸机治疗时，除了选择适合自己的面罩外，应松紧交替，避免引起皮肤压红或破损。连续使用 2 ~ 4 小时后，应放松一次，每次放松 10 ~ 15 分钟，或者可考虑使用皮肤保护垫。

第八，如果患者出现口鼻干燥、胃胀等不适，应及时调整呼吸机压力参数，同时指导患者用鼻呼吸，吸气时闭紧嘴唇。若患者口鼻干燥严重，可加大湿化力度。若胃胀明显，多按摩腹部，采取半卧位，必要时可考虑口服胃肠动力药物。

第九，患者应用无创呼吸机辅助通气后，出现呼吸困难缓解，意识障碍较前好转，呼吸次数和心率减慢，血氧饱和度升至 90% 以上，说明治疗效果好，若无创通气后呼吸困难没有缓解，意识障碍加深，应立即停用通气治疗，并及时住院治疗。

42. 无创呼吸机报警了，怎么办？

如果患者正在使用呼吸机的过程中，听到了"嘀嘀嘀"的声音，则提示呼吸机在报警，此时不要惊慌，及时查看呼吸机，显示屏上会提示目前可能存在的问题。最常见的报警原因主要包括管路脱落和堵塞、低分钟通气量报警、低氧流量报警、高/低压报警等，下面介绍一下常见报警原因的处理方法。

第一，如果报警提示管路脱落和堵塞，要及时检查管路，检查管路是否有断开、受压、弯折等情况，及时处理，保持管路通畅。也可能与漏气量太大有关，及时调整面罩的固定带，或者更换适合自己的面罩。

第二，低分钟通气量报警与管路断开，大量漏气有关，及时检查管路和面罩情况,也可能与报警界限设置过高有关,可以重新设置分钟通气量报警参数。

第三,低氧流量报警,原因是氧气供应压力不足,可检查供氧设备。

第四,高压报警,可能是报警设定不合理,患者在吸气时咳嗽,压力管堵塞或折叠等原因造成的。需要检查高压设定是否合理,观察患者咳嗽、咳痰情况,检查压力管,并及时处理。

第五,低压报警,原因可能是通气回路脱接、报警设置不正确等,解决办法有检查呼吸机管路的密闭性、重新评估低压报警设置。

第六,如果出现涡轮故障、加湿器故障、流量传感器故障和压力传感器故障报警时,请停止使用呼吸机,立即与售后服务联系。

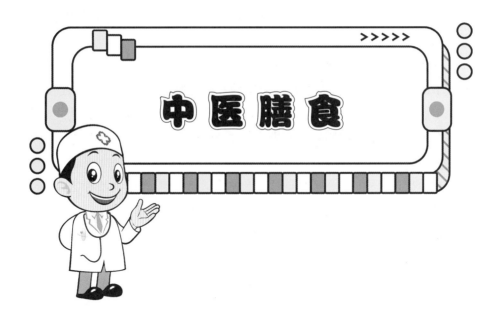

中医膳食

43. 慢阻肺的中医病因病机是什么？

讲到慢阻肺的中医康复，我们先要知道中医是怎么认识慢阻肺的，它有什么样的特点，它的病因病机又是什么呢？慢阻肺早期的临床症状以咳嗽、咳痰为主，病程中伴气短、呼吸困难等症状，故慢阻肺在祖国医学中可归属于"咳嗽""肺胀""喘证"等范畴，而中医学现在多以"肺胀"来命名。在《黄帝内经》中就对本病有了记载，距今已有两千多年。《灵枢·胀论》中："肺胀者，虚满而喘咳。"这是对该病最早的记录。

现在医学认为慢阻肺是由多种原因导致的慢性肺疾病，病程较长，导致肺气不能收敛，是虚实夹杂之证。慢阻肺在现在临床中可分为急性发作期和稳定期，急性发作期主要是以痰、热、血瘀所导致，稳定期以虚证为主，病位多在肺、脾、肾，常见临床辩证以肾气虚、肺气虚、气阴两虚、肺肾两虚、肺脾两虚为主。

在治疗过程中，应根据不同时期和临床表现选择合适的治疗方法，提高患者的生活质量，急则治标，缓则治本。朱丹溪在《丹溪心法》中指出，"若无瘀血，何致气道阻塞，以致咳逆倚息而不得卧"，说明中医很早就开始认识慢阻肺的发病病机。慢阻肺疾病容易反复发作，久治不愈，久病必虚易耗损肺气，子盗母气，导致脾气运化失调，滋生水湿、痰浊堵塞气道，加重病情。肺在五行属金、肾属水，金生水，母病及子，肺气亏虚容易导致肾气亏虚，肾气亏虚肾不纳气，肺气以降为顺，肺气不能下降、肺气上逆易加重病情。因此，肺脾肾亏虚已成为慢阻肺的发病和病情变化的重要内因。

44. 慢阻肺的中医治疗方法有哪些?

中医学博大精深,一直不断的在为人类的健康保驾护航,为中华民族的传承做出了巨大贡献。中医对慢阻肺的治疗,除了传统的中药以外,中医特色疗法也是治疗慢阻肺的一颗闪耀明珠,它疗效好,操作简单,并且副作用很小,容易被患者所接受。目前中医特色疗法已经被广泛应用于临床治疗慢阻肺或者慢阻肺稳定期康复,已被越来越多的人接受。近年来有大量临床研究证实,其在慢阻肺的康复中具有很重要的作用。

中医特色疗法又被称为中医外治法,包括针灸、气功、穴位贴敷、穴位注射、拔罐、离子导入、穴位埋线、呼吸操等,并且这些疗法都被应用于中医肺病康复治疗,且已经被大量的临床研究所证实,其在慢阻肺的防治中有很好的疗效,显著改善慢阻肺的呼吸困难评分、6分钟步行试验,以及生活质量评分等。慢阻肺患者在稳定期如何居家进行康复,如何使慢阻肺患者早日回归融入社会,我们就需要了解如何进行慢阻肺的中医肺康复,保护患者的身心功能。要学习如何进行慢阻肺的中医肺病康复治疗,首先我们要知道什么是中医肺病康复。中医肺病康复是在中医基础理论指导下,遵循中医肺病的特点,采用中医康复技术和方法,防治肺部疾病,保护患者的身心健康,使患者早日回归社会的综合康复措施。

中医康复技术在其治疗中有着独特的特点,包括以下几个方面:①个体化治疗:根据患者的症状、身体素质、年龄等个体化康复。②强调整体观念:中医强调人体的整体性,认为慢阻肺不仅仅是肺的问题,而是与肺部息息相关的全身状况。③防治反复发作:中医认为通过保护人体的正气,增强机体免疫功能,可以提高患者的自我调节能力,从而降低慢阻肺病情发展的风险。④精准调理药膳:根据患者的病情和体质,制定个体化药膳方案,药膳不仅可以改善身体状态,还可以增强患者的免疫力和呼吸系统的功能。中医康复技术注重整体观念、个体化治疗、预防为主等特点,可以有效地帮助患者缓解症状,提高生活质量,减少疾病的发生率和反复发作率。

45. 八段锦在慢阻肺中医康复中有何作用?

八段锦是一种经典的中国传统气功练习,以缓慢舒展、柔和自然的动作为主要特点,其在慢阻肺康复中应用广泛,在南宋时期就作为养生功法,八段锦包括站式和坐式两种,日常生活锻炼以站式多见,站式功法包括两手托天理三焦、左右开弓如射雕、调理脾胃单举手、五劳七伤往后瞧、摇头摆尾去心火、背后七颠百病消等 8 种动作。练习无需器械,不受场地局限,简单易学,老少皆宜。练习功法讲究松静自然、准确灵活、练养相兼、循序渐进,练习过程中,需要注意姿势、呼吸和动作的协调性,同时配合适当的舒缓音乐,有助于放松身心并减轻焦虑和紧张情绪。此功法练习以五脏六腑为中心,以气血津液为物质基础,通过人体肌肉和关节的活动,刺激经络穴位起对疾病的预防和慢性调理作用。

八段锦锻炼对慢阻肺康复有一定的疗效,可以改善肺功能、增加肺活量和呼吸肌力量,减轻呼吸困难和气喘现象,提高生活质量和心理健康水平。此外,八段锦对慢阻肺患者的心血管功能、代谢功能等也有积极影响。八段锦虽动作舒缓,但强调调形、调息、调心,通过练习使人心、神、身达到统一,心与神俱、可以愉悦心情,有利于调节患者的生理及心理状态。

通过分析,练习八段锦改善慢阻肺患者的心肺功能,应该与患者练习八段锦时采用的是深慢腹式呼吸法有关,此呼吸方法使膈肌和腹肌得到充分锻炼,提高呼吸耐力;同时肌肉关节的活动与呼吸吐纳相配合可以使肺和胸廓的活动度增加,增大胸腔容积,增加胸内负压,从而达到改善慢阻肺患者心肺功能的目的。同时还要注意,练习八段锦时不可刻意强调腹式呼吸,可以循序渐进,先采用自然呼吸,心肺功能增强后再慢慢采用腹式呼吸,动作幅度从小开始慢慢增加,避免早期动作幅度过大而造成损伤。每次练习至少 30 分钟,每周练习 4 次以上,练习 3 个月开始起效;长期坚持练习效果会更好。

八段锦作为一种安全、简便、有效的气功练习方式,在慢阻肺康复中得到了广泛应用,可以提供多方面的改善和帮助。不过,具体的练习方案需要结合患者病情和身体状况进行个性化调整和指导,确保安全和效果的兼顾。

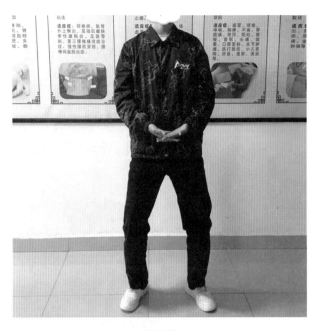

八段锦

46. 太极拳在慢阻肺康复中的作用有哪些?

除了八段锦,现在临床研究认为简化太极拳对改善慢阻肺稳定患者的活动耐量及呼吸功能也有较好的效果。简化太极拳是在太极拳的基础改编而成,注重呼吸和柔和动作的传统健身运动,常被用于慢阻肺康复中辅助治疗,包括云手、十字手、左右揽雀尾、白鹤亮翅等共24个动作。动作特点讲究心静体松、节节贯穿、式式相连、虚实分明、呼吸自然,强调通过意识引导呼吸,配合全身动作。

简化太极拳在慢阻肺康复中的应用包括以下几点。①提高肺功能:太极拳的缓慢、有规律的动作需要配合深入的鼻式呼吸和缓慢的腹式呼吸,能够增强呼吸肌肉力量,提高肺活量和通气能力,有效增强肺功能。②促进氧气摄取:太极拳的运动可以帮助增加肺部通气量和血液循环,提高身体对氧气的摄取和利用效率,从而缓解疲劳和呼吸困难。③增强体质:太极拳通过练习柔和、缓慢的动作来保持平衡和协调,以及促进关节活动,能够改善患者的体质,并减少疼痛和其他不适症状。④改善心理状态:太极拳练习可以帮助患者缓解焦虑、抑郁等负面情绪,增强心理应对能力,提高生活质量。

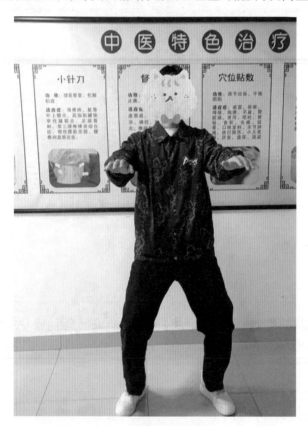

太极拳

每次练习60分钟,但需结合自身情况调整时间长短,每周练习5~7次,长期坚持练习效果更佳。练习是选择适当的时间和地点进行练习,避免过于寒冷或湿润的环境。还有要注意的是,在使用太极拳作为慢阻肺康复治疗的过程中,需要遵循专业医生的指导和建议,以避免运动强度过大而出现其他不适症状。练习前要认真学习,确保正确的练习技巧和姿势,避免因错误的姿势造成伤害。在练习时要注意呼吸规律,不要过度用力,否则可能会加重呼吸困难,同时确保正确掌握动作技巧和呼吸方法。要注意保持身体平衡,避免跌倒和意外伤害。

47. 六字诀呼吸操在慢阻肺康复中的作用有哪些?

六字诀呼吸操是一种传统的中医养生方法,它是根据中医阴阳五行理论结合中医五脏属性,它是通过嘘、呵、呼、呬、吹、嘻六个字的不同发音口型,唇齿喉舌的用力不同,加强呼吸肌力量的同时,还通过锻炼提高了全身肌肉的功能,达到调理五脏六腑、经络气血的功能。练习要点为用鼻吸气,用口呼气。按照预备式—起式—嘘—呵—呼—呬—吹—嘻—收势顺序进行锻炼,预备式两足开立,与肩同宽,头正颈直,含胸拔背,松腰松胯,双膝微屈,全身放松,呼吸自然。呼吸法顺腹式呼吸,先呼后吸,呼气时读字,同时收腹敛臀,提肛缩肾,小腹内收,体重移至足跟。六个字呼读一遍为一次,连续呼读三次为一个循环,六个字顺序不能更改,六字分别与肺、心、脾、肝、肾、三焦相对应。嘘字平肝气,呵字补心气,呼字培脾气,呬字补肺气,吹字补肾气,嘻字理三焦。

六字诀呼吸操在呼吸系统中的研究结果表明,可以帮助调整人的呼吸方式和节律,达到舒缓身心、健康养生的效果。在慢阻肺康复中,通过长期坚持六字诀呼吸操有助于改善患者的肺功能和提高身体的适应能力,还可以减少症状发作的频率和程度,提高生活质量。具体来说,六字诀呼吸操可以促进肺通气和氧气摄入,增强肺功能和全身代谢水平,提高免疫力和体力,缓解慢阻肺带来的吸气困难、呼吸急促等不适感觉。此外,六字诀呼吸操还能够降低血压、心率和焦虑情绪,促进身心愉悦和放松,对患者产生积极的心理影响。六字诀随时随地都可以练习,只要空气流通即可,每天练习1次,长期坚持练习效果会更佳,但需记住饭前、饭后半小时内不能练。

48. 呼吸吐纳导引术在慢阻肺康复中的作用有哪些？

　　除了六字诀呼吸操，我们的中医肺康复运动还有呼吸吐纳导引术。呼吸吐纳导引术是一种古老的中医养生方法，以呼吸为主要手段，通过调整呼吸和心理注意力，达到调节身体机能、平衡情志、强化意识等多种作用。它源于《内经》《灵枢》等中医经典文献，是传统中医文化中的重要组成部分。它的特点为"龙吟虎啸震四方，拔筋弩腰筋骨壮。扎带提气力大增，活血化瘀寿而康"。它由独特的大呼大吸，系统的肢体活动和全身性拍打三部分构成。吸气时，紧闭口唇，加上鼻翼及口上唇收缩而致使鼻孔尽量地缩小，在吸气时，扩胸收腹并尽可能地将气吸足。稍停片刻，转入呼气，这时，鼻、口形不变，仍然处于吸气时的收缩状态，再尽力地将气喷出，故呼气亦称喷气。锻炼时，每次吸气和呼气相应地配以肢体动作。在这一过程中，呼吸为主导，动作服从于呼吸，两者相辅相成，融为一体。

　　呼吸吐纳导引术包括调息、调神、调形三个层次，通常需要在安静、舒适的环境下进行，一般推荐早晨或晚上进行。其中，调息指通过调整呼吸深度、频率和节律，以增加氧气摄入量，促进新陈代谢和运动器官功能的平衡；调神指通过调整心理状态和注意力，以提高精神活力、消除压力和焦虑情绪等；调形则是调整身体姿势和肌肉松紧度，以增加身体柔韧性和协调性。

　　呼吸吐纳导引术通过调整呼吸方式、增加肺活量等方式，帮助改善慢阻肺患者的肺功能，并减轻症状的发生和程度。通过按照呼吸吐纳导引术的步骤进行呼吸训练，可以使患者更好地掌握正确的呼吸方法和技巧，进而缓解疾病带来的不适感和影响。具体来说，呼吸吐纳导引术包括不同的呼吸方式和动作，如深呼吸、腹式呼吸、吐故纳新等，可以帮助慢阻肺患者有效地清除支气管内的异物和痰液，增加肺活量和吸氧量，提高肺功能，从而缓解呼吸急促、咳嗽、胸闷等症状，改善生活质量。还可以帮助人们平衡心态、减轻焦虑和抑郁等负面情绪。

　　常规每日练两次，第一次在早晨5～7时，第二次于下午4～6时或睡前完成。如体力不支,只做第一次亦可,练习场地要求平坦,空气清新湿润,该术有一定的活动强度,尤以腹压增加较为显著。凡疝气、心力衰竭或体力过差者均不宜采用,血压过高时也不宜练习,待血压稳定后再行练习。长期坚持效果更佳。

49. 穴位贴敷可以治疗慢阻肺吗?

穴位贴敷法是以中医的经络学为理论依据,把药物研成细末,用水、醋、酒、蛋清、蜂蜜、植物油、清凉油、药液调成糊状,或用呈凝固状的油脂、黄醋、米饭、枣泥制成软膏、丸剂或饼剂,或将中药汤剂熬成膏,或将药末散于膏药上,再直接贴敷穴位、患处,用来治疗疾病的一种无创痛穴位疗法。其实质是一种融经络、穴位、药物为一体的复合性治疗方法。它是中医治疗学重要的组成部分,早在原始社会里,人们用树叶、草茎之类涂敷伤口治疗外伤,逐渐发现有些植物外敷能减轻疼痛和止血,甚至可以加速伤口的愈合,这就是中药贴敷治病的起源。

知道了什么是穴位贴敷,我们再来回答穴位贴敷是否可以治疗慢阻肺。答案是肯定的。那它又是如何治疗慢阻肺的呢?它的选穴又有哪些呢?

前面我们已经知道了慢阻肺稳定期多以虚症为主,所以在选择贴敷药物的时候可以选择一些以辛温芳香走窜类药物为主,如白芥子、肉桂、细辛等。选穴的时候多以肺俞、大椎、膻中、天突、关元等穴位为主,再结合患者症状经过辨证搭配不同的穴位。有研究显示穴位贴敷在改善患者临床症状、减少呼吸困难发作次数、改善患者生活质量疗效显著,疗程越长、疗效越好。贴敷的时候我们可以根据药物的刺激程度调整每次贴敷时间的长短,每次贴敷时间数分钟及数小时不等,2 次贴敷间隔时间 10 天,贴敷 3 次为1 个疗程。

除了常规的中药贴敷疗法,我们还有三伏贴,三伏贴是夏季三伏天以辛温祛寒药物贴在人体特定的穴位上,用以治疗和预防疾病的一种外治疗法,它是冬病夏治的一种。贴敷时间分别选在三伏天的初、中、末伏的第 1 天进行,如果中伏为20天,间隔10天可加贴1次。连续贴敷3年为1个疗程;多疗程贴敷可提高疗效。常用的药物有细辛、白芥子、肉桂、甘遂、延胡索等。贴敷穴位根据病情及辨证分型进行选择,以肺俞、定喘、肾俞、天突、大椎、膻中等为主。贴敷时间的长短由药物刺激程度及发泡程度、患者皮肤反应决定。贴敷后出现色素沉着、潮红、轻微痒痛、轻微红肿、轻度水疱等均为正常反应,无须处理;若出现皮肤致敏反应范围较大、程度较重的皮肤红斑、水疱、痒痛等现象,应立即停药,进行对症处理,必要时应到医院就诊。因此,应该慎重选择这种治疗方法,

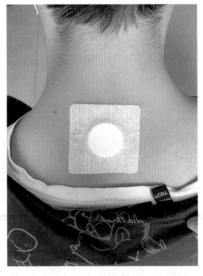

穴位贴敷

否则不但不能治疗疾病,反而会因使用助阳的药物,耗伤阴液,引发其他问题。

50. 艾灸疗法在慢阻肺康复中的作用有哪些?

艾灸疗法是日常生活中一种常见中医疗法,我们大家或多或少都对它有一定的了解。艾灸疗法主要是用艾绒或以艾绒为主要成分制成的灸材,点燃后悬置或放置在选定的穴位或病变部位,以进行治疗的中医外治方法,它也属于中医传统康复的一种。《灵枢》中记载:"针所不为,灸之所宜。"《扁鹊心书》中记载:"真阳元气虚则人病,真阳元气脱则人死,保命之法,灼艾第一。"可见艾灸疗法在临床中具有重要作用。那么在慢阻肺稳定期的治疗中,它的效果又如何是呢? 我们为什么要选取艾叶作为常见灸材呢?

艾叶作为中药即可口服,又可外用,口服能通十二经中之气血,能回垂绝之元阳。外用能壮元阳,通经脉,散寒湿。艾叶作为灸材与其他灸材有什

么区别呢？

首先它的温热刺激能直达深部，停留时间较长，可以使人产生畅快的感觉。若以其他灸材用于灸法，则温热之性只能达到皮肤表层，无法到达深层，也会让人皮肤表层产生灼痛不适，没有温煦散寒的作用。灸法有调节阴阳、调节气血、温通经络、扶正祛邪、防病保健的作用，同时也有双向调节作用，扶弱抑强，能使衰弱之功能旺盛，也能使亢进之功能得到抑制。虚寒者能补，郁结者能散，有病者能治，无病者可以防病保健。现在大量的临床研究结果显示，它能够提高慢阻肺患者的 6 分钟步行试验、改善患者呼吸困难的症状，改善肺功能，提高生命质量，减少住院次数。我们需要根据患者的病情选择合适的灸法，常见的灸法有艾炷灸、艾条灸、药卷灸、温针灸、隔姜灸、隔盐灸等。根据操作方法不同，灸法又可以分为直接灸、间接灸、温针灸、温灸器灸等。

治疗慢阻肺常见的选穴以足三里、大椎、关元、神阙、肺俞等为主，配穴选取要依据疾病、症状及证型的不同而合理选取，肺气虚加太渊；肺脾气虚配太渊、脾俞；肺肾气虚配太渊、肾俞、涌泉。症状配穴胸闷可配膻中；气喘配孔最；咳嗽配尺泽；痰多配中脘。艾灸时每次选取 5 ~ 7 个穴位，一般前 3 天，每天灸 1 次，以后间隔 1 天灸 1 次，或间隔 2 天灸 1 次，艾灸频率和每次艾灸时间长短要根据年龄、体质、季节、病情等具体情况而定，防止出现太过不及之弊。

施灸后若出现皮肤有红晕灼热感，是由于艾灸热力的作用，使局部的毛细血管扩张，属正常现象，不需要处理，可自行消失。若施灸后出现直径在 1 厘米左右的水疱，一般也不需要处理，可等其慢慢吸收消退后再行施灸；若水疱较大，甚至出现水肿、溃烂、化脓，范围小时在患处常规消毒处理即可；范围较大时，需在消毒同时口服或外用抗感染药

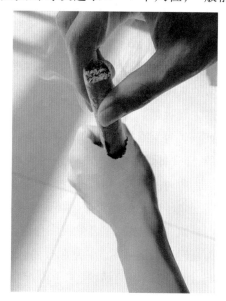

艾灸疗法

物,化脓部位较深时需要外科清创处理。很多人艾灸之后会出现口渴,这属于正常现象。艾灸后常规饮用温开水即可。艾灸后身体出现疲劳的现象,大多属于正常现象,是体内病邪通过其他出口排出体外的表现。

51. 膳食在慢阻肺治疗及康复中的作用有哪些?

　　慢阻肺是一种较难治愈的疾病,很大部分的患者要长期服药,反复发作,因此,在治疗的过程中,患者搭配正确的食材就会加快康复及减少疾病发作的次数,注意好应该多吃和应该避忌的食材。慢阻肺患者进入稳定期后,营养状态并未得到完全改善,而有效的营养支持治疗可明显降低再次感染和呼吸困难的发生率,降低病死率。因此,除了规律的药物治疗、肺康复等措施以外,饮食药膳也是慢阻肺患者康复中很重要的治疗方法。探索合理、有效的营养治疗方案对慢阻肺的防治具有重要意义。

　　首先,我们首先应该知道慢阻肺患者的疾病特点才会明白他们为什么要这么吃。呼吸系统在正常的生理功能中具有巨大的储备能力,而慢阻肺患者,肺的储备减少,又因为容易出现呼吸困难或呼吸功能衰竭症状,维持正常的氧供需要代偿性增加呼吸频率,因而慢阻肺患者呼吸消耗的能量是正常生理状态下的数倍,所以慢阻肺患者的营养代谢呈现出代谢快、消耗高的特点。为了维持机体的正常功能,蛋白质很容易被当做能量物质而被消耗掉,出现低蛋白血症,继而出现因抗体合成减少而导致的抵抗力下降、贫血、营养不良等一系列疾病。严重营养不良的发生率增加,一些危重症的病人甚至由于能量的严重摄入不足而增加了死亡的风险。

　　其次,在慢阻肺患者急性发作期,糖皮质激素类可以通过减轻炎症反应从而减轻患者的症状,作为常规用药。而这类药物对糖和蛋白质的代谢有影响,还会造成水钠潴留,加重心肺负担。同时因为胃肠功能障碍,容易引发多种营养素缺乏性疾病,而影响治疗疗效和康复的进程。因此,对于慢阻肺患者的营养治疗或营养支持的目的是要使患者的体重维持在理想体重,增强患者呼吸肌的力量,维持有效的呼吸通气和换气的能力,以及增强患者的免疫力,增强其体质,减轻临床症状,预防和减少急性并发症的发生,促进康复,使患者早日回归社会。

应根据中医药物的不同功效选择不同的食疗方,切勿盲目进食。同时中药食疗药膳讲究慢病缓图,因此,需要患者长期服用。

52. 慢阻肺患者的营养结构是什么?

慢阻肺患者的营养结构应当考虑到以下几点。

(1)蛋白质摄入

慢阻肺患者应当摄入足够的蛋白质,以维持身体组织和肌肉的正常功能。一般建议每千克体重摄入 1.0 ~ 1.5 克的蛋白质,同时要多摄入含有必需氨基酸的食物,如肉类、鱼类、蛋类、奶制品等;可以每日喝 300 ~ 400 毫升牛奶,吃 1 ~ 2 个鸡蛋和 50 ~ 100 克的瘦肉。

(2)脂肪摄入

慢阻肺患者应当控制脂肪摄入量,尤其是饱和脂肪酸和反式脂肪酸的摄入。建议每天摄入总脂肪量控制在 30% 左右,其中不饱和脂肪酸应占总脂肪酸的大部分。

(3)碳水化合物摄入

碳水化合物是身体的主要能量来源,慢阻肺患者应该避免快速吸收的简单糖,并在膳食中多摄取复杂的碳水化合物,如粗粮、蔬菜、水果等。建议每天膳食中碳水化合物占总能量的 45% ~ 65%。

(4)微生素和矿物质摄入

建议慢阻肺患者多食用富含维生素和矿物质的食物,如新鲜蔬菜、水果、全谷类及豆类等,以提高营养摄入均衡度;慢阻肺患者宜多吃富含维生素的食物,B 族维生素和维生素 C 可提高机体的代谢能力,增进食欲,维护肺的通气和换气功能;维生素 A 和维生素 E 可增强肺的防御功能,每日饮食中应适当增加绿叶蔬菜的摄入,饭后适当再吃一些新鲜的水果等。

(5)热量摄入

建议慢阻肺患者保持适宜的体重,通常每天需要的热量摄入量是基础代谢率乘以活动系数。在计算基础代谢率时,可以考虑年龄、性别、体重、身高等因素。为满足慢阻肺患者较高的热量消耗,患者每日饮食摄入的热量应在 2 500 千卡以上,必要情况下建议将患者的一日三餐调整到一日 5 ~ 6 餐,每餐吃七分饱。总体来说,慢阻肺患者应该保持均衡的膳食结构,适当控制总热量和脂肪摄入量,增加蛋白质和维生素、矿物质的摄入量,提高身体抵御力。

53. 慢阻肺患者膳食中有哪些需要注意呢?

慢阻肺患者可以吃哪些营养物质,哪些食物应该限制呢?

慢阻肺患者应注意选用低糖、低盐、易消化、避免产气的食品。因为研究表明,吃得过咸容易使支气管黏膜充血水肿,分泌物增多,堵塞气道,导致咳嗽、气喘,加重病情。

少吃产气多的食物。吃产气多的食物容易引起腹胀,膈肌上移,胸腔负荷增大,加重喘憋的症状。

少吃碳水化合物。慢阻肺患者呼吸耗能增加,每日的能量消耗超过健康人。碳水化合物虽是机体能量的来源之一,但对慢阻肺病人而言,一餐大量摄入碳水化合物会产生过多的二氧化碳,加重呼吸负荷。

注意多饮水,可以分少量多次饮水,慢阻肺患者的痰液都比较多,水分摄入不足容易造成痰液黏稠,多喝水可以稀释呼吸道的分泌物,方便痰液的排出,建议每日摄入 1 500 ~ 1 700 毫升的水。当然,如果临床上需严格限制水的摄入时,需严遵医嘱执行。

慢阻肺是一种慢性消耗性疾病,发病者多为老年人,因这部分患者咀嚼和消化能力下降,营养物质吸收减少,饮食摄入减少,食欲下降,导致能量摄入不足,患者呼吸困难、咳嗽时能量的消耗增加,会加重营养不良的发生。因此,在摄取食物同时要注重热量、维生素和微量元素的食用量。补充营养的同时还要特别注重"三高"的摄入,慢阻肺患者的任何一种临床症状都会使热能的消耗增加;同时随着病情的不断改善,组织修复的过程也需要消耗大量的蛋白质、维生素和无机盐等。为了维持体内热量的消耗,增强机体的免疫力,在热量的供应上要略高于正常人,其饮食原则应为高热量、高蛋白和高维生素,并给予适量的无机盐。

慢阻肺患者切忌吃的过饱,吃的过饱会导致腹胀,从而影响膈肌的运动,加重呼吸困难。

还有一个需要注意的,钙是维持骨骼、肌肉的重要成分,在饮食方面要适当摄入含钙多的食物,比如豆类、鱼类,假如出现骨质疏松症的情况,可以口服一些钙片和维生素 D 等。

忌饮酒,酒精可使血管扩张,严重情况下甚至可导致出血。

吸烟是绝对的禁忌,吸烟可加重支气管黏膜损伤,造成气管痉挛,加重病情进展,属于禁忌。慢阻肺患者还要尽量避免进食生冷和刺激性的食物。

54. 中药药膳的膳食搭配原则是什么?

合理的膳食搭配有助于疾病的康复,更有助于预防疾病,那么中药膳食应该遵循什么原则呢?中医药膳食疗的原则是以《素问·脏气法时论篇》"五谷为养,五果为助,五畜为益,五菜为充"的理论为指导,辅以辨证,选择合适的食疗组方,充分发挥食物的性味功效,以达到防病治病、康复保健的目的。对于慢阻肺稳定期患者,考虑使用药膳食疗联合常规治疗,有利于改善患者营养状态,缓解因营养不良导致的呼吸肌疲劳。下面是一些常见中药膳食的搭配。

祖国医学认为"脾为生痰之源,肺为贮痰之器",所以膳食时要注意选取一些具有健脾补肺功效的食材。若饮食不加以控制,造成脾胃消化及运化功能失调,容易产生痰湿。故饮食中要多食一些具有健脾胃功效、同时易消化的食物,例如藕粉、莲子、山药、薏苡仁等;还可以多食一些温润富有营养的食物,如蘑菇、牛肉、鸡肉、猪肺等。

肺与大肠相表里,若大便不通,肺气下降不顺容易上逆,肺气以降为顺,气机不畅,容易造成咳嗽,因此,要注意多食用一些富含纤维素有助于通便的食物,如菠菜、白菜、韭菜等,萝卜能理气通便也可以食用。蜂蜜、黑芝麻也有润肠通便,防止便秘的作用。

肺病日久容易累及到肾,久而出现肾功能受损,肾不纳气,肾阳虚气化无力,也会出现咳嗽加重的症状,所以平时应多吃一些具有温肾健脾功效的食物:红枣补肾健脾;粳米、山药既补脾肺之气又能通便;莲子肉久食有补脾气益肾精之效,这些都应作为慢阻肺患者常吃的食物。

慢阻肺患者的发病还和季节有很大的关系,特别是秋冬季节高发。在秋季气候比较干燥,干燥的气候会刺激呼吸道黏膜降低抵抗力,容易出现肺部病变,饮食上就需要多吃一些具有滋阴润肺功效的食物,日常生活中可以起到润肺作用的食物挺多的,比如百合、梨、枇杷、杏仁等都有润肺的功效,但是并不是说润肺适合所有咳喘的患者,这个也需要辨证,只有肺燥、干咳的人才适合。因为冬季比较寒冷,药膳会根据患者的不同症状,在中医辨证论治的基础上,结合中药和肺的防御功能会进一步下降,所以我们应该多吃一些具有温肾的食物,比如大枣、栗子、羊肉,但切忌进补太过而出现伤阴。在湿热较重的季节,我们可以吃一些健脾化湿的食物,比如山药、生薏苡仁、茯苓、陈皮等。

55. 常见的中药药膳搭配有哪些?

(1) 川贝雪梨猪肺汤

猪肺 120 克切厚片,泡水中用手挤洗干净,放入开水中煮 5 分钟,捞起过冷水,控干水。雪梨洗净,连皮切 4 块,去核,川贝母 9 克洗净打碎。把材料全部放入开水锅内,大火煮沸后,微火煲 2~3 小时,调味供用。有滋润肺燥、清化热痰的功效,适用于燥热伤肺导致的咳嗽痰稠,咯痰不易,咽干口渴者。

(2) 杏仁雪梨山药糊

取苦杏仁 10 克,雪梨 1 个,山药、白糖适量。先将苦杏仁用开水浸泡,去皮,洗净;雪梨去皮,洗净,取肉切粒。然后把苦杏仁、雪梨粒放至搅拌机内,搅拌成泥状。加清水适量,把苦杏仁泥、梨泥、山药、白糖调成糊状。倒入沸水锅内(沸水约 100 毫升),不断搅拌,煮熟即可食用。苦杏仁具有润肺、平喘的功效;雪梨营养丰富,能润燥化痰;山药味甘性平,有良好的益气养阴、补肺脾肾功效。适用于肺阴亏虚导致的干咳少痰者。

(3)冬菇雪耳猪胰汤

取猪胰 1 条,猪瘦肉 60 克,冬菇 15 克,雪耳 9 克。先将冬菇洗净;雪耳浸开洗净,摘小朵;猪胰、猪瘦肉洗净,切片。然后把冬菇、雪耳放入锅内,加清水适量,大火煮沸后,小火再煮 20 分钟,放猪胰、猪瘦肉,再煮沸,调味即可食用。有养阴生津,润肺止咳功效。适用于肺肾阴亏导致的咽干口燥,干咳,失眠潮热,心悸气短者。

(4)猪肺桔梗汤

取猪肺 150 克、桔梗 9 克、紫菀 6 克。先将猪肺用盐和清水冲洗干净,再沸水余去血水,再把猪肺切成小块,姜切片,葱切段,放入适量的清水中,加桔梗、紫菀同煮,炖烂后即可服食。有补肺润肺、止咳化痰的功效,适用于干咳少痰者。

(5)蛤蚧炖鸡

取蛤蚧 1 对,童子鸡 1 只(约 1 000 克)。将蛤蚧、童子鸡同放至锅内,加水及少许盐、葱炖服,连汤食之,味美佳口。有补益肺肾,定喘止咳之功。此汤适用于肺脾肾俱损,动辄气急者。

(6)虫草小米粥

取冬虫夏草 10 克,猪瘦肉 50 克,小米 100 克,生姜 5 克,食盐、味精适量。将冬虫草用布包好,猪瘦肉去筋膜,洗净切碎,小米洗净后加入适量清水,一同放沙锅中煎煮,用武火烧沸,改用文火煎煮,至粥熟后,加入食盐、味精调味、再稍煮即可食用。冬虫夏草的主要功效是益肾补肺、止血化痰,适合肺肾两虚导致的久咳虚喘、肺阴不足的咳嗽少痰、痰中带血者。

(7)麦冬贝母粥

取麦冬、贝母各 10 克,粳米 50 克,冰糖适量。将贝母、麦冬磨成粉,加粳米、冰糖、水适量煮粥,等米开汤未稠时,加入麦冬、贝母粉,改文火稍煮片刻(煮 2~3 分钟),粥稠即成。贝母的主要功效清热化痰止咳,麦冬养阴生津,润肺清心。适合肺阴亏虚导致的肺燥干咳者。

56. 常见的中药茶饮方有哪些？

除了上述的一些常见药膳，我们还推荐了一些日常生活可以代茶饮的小方子，它同样可以起到保护慢阻肺患者肺功能，减少发病次数的作用。

(1) 益气养肺化痰饮

它的主要原料包括绿茶 30 克、竹茹 30 克、枇杷叶 30 克、陈皮 30 克、芭蕉花 30 克，以上任选两种，洗净切碎，放入热水瓶用沸水充满，加盖 1 小时，即可随时饮用。每天多饮几杯，每周交换一次，可长期应用。主要功效是益气养肺化痰。其中茶叶性凉，有清利头目、除烦止渴，化痰消食，利尿解毒之功。竹茹有清热凉血，化痰止咳之效。枇杷叶性平，味苦，可清肺气，降气止咳。芭蕉花可化痰软坚、平肝化瘀通络。陈皮可理气健脾，燥湿化痰。

(2) 卜仁饮

它的原料是萝卜子 9 克、桃仁 30 克、冰糖适量。制作及服法是萝卜子、桃仁、冰糖放入锅中水煮，饮用煮好的汁液，桃仁亦可食用。它的主要功效是止咳化痰平喘，对咳喘较重者颇具功效。萝卜子降气平喘润肺，桃仁可活血化瘀、止咳平喘、润肠通便。冰糖可润肺、镇咳化痰。

(3) 刀豆子饮

它的主要原料是刀豆子 9 克、生姜 2 克、白糖少许。制作及服法是刀豆子、生姜、白糖少许、水适量，放入锅中煮沸后再煮 30 分钟，分 3 次口服。它的主要功效是温肺止咳。刀豆子可散寒止呕，定喘。

(4) 茼蒿菊花饮

它的主要原料是茼蒿 200 克、菊花 10 克。制作及服法是以上共煎汤 300 毫升去渣。每日 1 次。主要功效是润肺消炎。茼蒿化痰止咳、降压、利二便，主治痰热咳嗽；菊花疏风，清热，明目，解毒，若脾胃虚寒，加红枣 3 个一起煮水。

(5) 桃红汁

它的主要原料是桃仁 25 克、甜杏仁 25 克、姜汁少许，蜂蜜少许。制作及服法是取桃仁、甜杏仁捣碎,加适量姜汁与少许蜂蜜入水中煮,煮好后取出食用。果实的核仁含有丰富的油脂,可以滋润机体。主要功效是化痰止咳平喘。

(6)白果花生大枣方

它的主要原料是白果 30 克、花生米 30 克、大枣 30 克、冰糖适当。制作及服法是将白果(去净绿胚)、花生米、大枣、冰糖加水炖服。每日 1 次,连服 20 ~ 30 天。主要功效是润肺止咳,平喘和胃,适用于气喘日久患者。花生米性平,味甘,润肺止咳,白果能定喘止咳。

(7)松桃饮

它的主要原料是松子 30 克、胡桃肉 30 克、蜂蜜 15 克。制作及服法是松子、胡桃肉用沸水烫去衣,研碎后加蜂蜜和匀,沸水冲服,连服 10 ~ 20 天。它的主要功效是补肾纳气,润肺止咳,适用于虚寒咳喘,肺虚久咳,肠燥便秘者。松子性温,味甘,润五脏,祛风痹,胡桃肉补肾固精,温肺定喘,润肠通便。

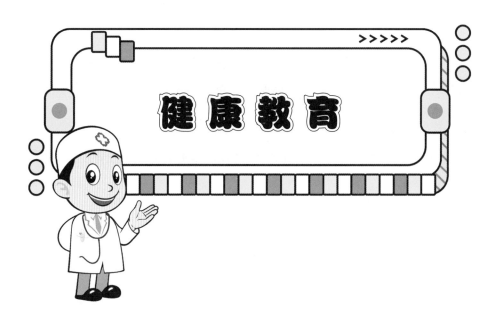

健康教育

57. 慢阻肺与哮喘的区别有哪些？

慢阻肺和哮喘是两种常见的呼吸道疾病,且二者发病时均可出现咳嗽、胸闷、喘息等症状,那么有人会问,同样是"喘",医生为什么认为我是慢阻肺而不是哮喘? 事实上,由于大家对这两种疾病认识并不全面,所以很容易将二者混淆。其实,慢阻肺和哮喘有许多不同之处,我们可以从以下几个方面去区分它们。

(1)病因不同

目前普遍认为慢阻肺的发病主要与吸烟、长时间大量吸入污染气体、粉尘等有关。而哮喘具有明显的遗传倾向,亲缘关系越近,患病率越高。哮喘还与环境因素有关,包括过敏性因素如尘螨、蟑螂、花粉、油漆、鱼虾等和其他因素如运动、肥胖、吸烟和大气污染等。

(2)发病年龄不同

慢阻肺多发生于中老年人,而哮喘的发病年龄多为儿童或青少年,成人也可以发病。

(3)症状不同

慢阻肺患者的症状通常是缓慢进展,逐渐加重的,可出现慢性咳嗽、咳痰、气短、喘息等,严重时可并发呼吸衰竭、肺源性心脏病等。慢阻肺患者有时会短期内出现病情急性加重,但这种加重不会那么频繁,加重的诱因主要是呼吸道感染。哮喘的症状一般起伏较大,表现为受到外界刺激如吸入花粉后突然发作、反复发作的喘息、胸闷或咳嗽,上述症状脱离刺激后或经平喘药物治疗后可慢慢缓解。慢阻肺患者的症状多为持续性,经治疗后症状可有一定程度改善,但无法完全恢复正常,日常生活易受到影响。而哮喘患者常表现为突然发作的呼吸道症状,经治疗后大多可恢复正常,在缓解期日常生活基本不受影响。

(4)检查结果不同

我们可以通过做一些检查如胸部 CT、肺功能检查、过敏原检测、呼出气一氧化氮（FeNO）检测、痰嗜酸性粒细胞计数等来判断和鉴别两种疾病，两者的检查结果往往都有一些差异。其中，肺功能检查最为重要。对于慢阻肺来说，检测吸入支气管扩张剂后 $FEV_1/FVC<0.7$ 提示存在持续的气流受限，是诊断慢阻肺的客观依据。哮喘患者可以做支气管舒张试验、支气管激发试验，必要时可以做呼气流量峰值（PEF）及其变异率测定，上述任何一项检查阳性都可作为诊断哮喘的依据。具体检查项目和流程需要到医院就诊，在医生的指导下进行检测。

（5）治疗不同

慢阻肺和哮喘首选的治疗都是吸入药物治疗，但两者的治疗侧重点是不同的。慢阻肺治疗的关键是支气管扩张剂，部分病人会同时吸入糖皮质激素治疗。而哮喘的用药必不可少的成分是糖皮质激素，辅以支气管扩张剂治疗。当然，具体的用药方案还是要依据患者的病情由专科医生来决定。

从上述几个方面我们大体上可将慢阻肺和哮喘区分开。事实上，由于患者病情的复杂性，想要严格将二者区分开是有困难的。时常有病人会问"我得了哮喘，以后会不会发展为慢阻肺？"或者有的慢阻肺病人也会问，自己会不会同时患有哮喘？一方面，哮喘患者的症状长期反复发作或感染，可导致气道结构发生改变，出现不可逆的气流受限，此时可诊断为慢阻肺。由此可以看出，慢阻肺可以是哮喘发展而来的。另一方面，慢阻肺和哮喘也可以是同时存在的，与单纯的慢阻肺、哮喘相比，两种疾病同时存在时患者的病情更重，预后也更差。

总而言之，无论是慢阻肺还是哮喘，都应该早发现、早治疗。一旦出现症状，需要及时到医院就诊并在医生的指导下进行治疗。

58. 什么是肺源性心脏病？什么是肺性脑病？

肺源性心脏病简称肺心病，是指由多种原因引起肺动脉压增高，继而右心室结构和（或）功能发生改变的疾病。包括急性和慢性肺心病两类。其中,慢性肺心病最常见的原因是慢阻肺。那么慢阻肺是如何发展为慢性肺心病?

慢阻肺发展为慢性肺心病是一个长期、缓慢的过程。慢阻肺患者长期的低氧、肺血管病变、血液黏稠度增高等导致肺血管阻力增加,肺动脉压升高,右心室负担加重,需要更大的动力才能将血液运送至肺部,久而久之,右心室肥厚,逐渐扩大,引起肺心病。如因感染、缺氧等因素引起肺动脉压持续增高,右心室不堪重负,右心排出量下降,则会发生右心衰竭。

出现以下情况时考虑可能患有肺心病:①呼吸困难,并可能逐渐加重,夜间为甚;②头痛、失眠、白天嗜睡,甚至出现表情淡漠、神志恍惚;③食欲缺乏、腹胀、恶心;④下肢出现水肿;⑤半坐位或半躺时,颈部可以看到血管明显的突出来;⑥口唇、指甲不同程度发绀。若出现以上情况,需要及时到医院做心电图、超声心动图、胸部 X 线等检查来确定是否已经患有肺心病。

肺心病严重影响肺部和心脏的正常功能,对人体的危害极大,死亡率也较高。因此,一旦出现肺心病需要及时进行针对性的治疗,积极控制慢阻肺、纠正缺氧状态、改善症状等。

肺心病继续进展,肺功能严重受损,失去代偿功能出现呼吸衰竭,导致机体缺氧和二氧化碳潴留,严重时可引起一系列精神及神经系统的异常表现,如神志恍惚、嗜睡、谵妄、四肢抽搐甚至昏迷等,称为肺性脑病。肺性脑病是肺心病的严重并发症之一,是其死亡的首要原因,需要积极治疗。

如何避免发生肺性脑病? 首先是要尽量避免慢阻肺急性加重,平时要注意保暖,避免受凉感冒;其次是吸氧时要选择低流量吸氧,避免发生二氧化碳潴留,诱发肺性脑病;最后,病情变化时要及时就医,以免延误病情。

59. 您会正确吸痰吗?

慢阻肺急性加重期患者由于气道炎症引起痰液增多,但是长期卧床患者或者意识不清楚患者,痰液的排出困难,家属能够及时将患者痰液吸出,才能确保呼吸道通畅,预防肺部感染、肺不张,以及呛咳等并发症。那么你会正确吸痰吗？不正确的吸痰方法可能造成患者口腔、上颚、舌面、咽喉黏膜出血破损的情况，造成患者极大的不适感，轻者增加患者痛苦，延长住院天数；重者延误抢救时机增加病死率。下面我们了解一下吸痰有那么注意事项呢？

(1) 吸痰时负压设置

吸痰前先将吸痰管放于无菌盐水中测试导管是否通畅和吸引力大小是否合适，以调节合适的吸引负压，一般成人为 300～400 毫米汞柱，儿童为 250～300 毫米汞柱，负压过大容易损伤呼吸道黏膜，气道小血管破裂。同时，吸痰插管的过程中不应该带有负压，容易造成上呼吸道或口腔黏膜损伤。抽吸时，吸痰管必须旋转向外拉，严谨提插。

(2) 控制吸痰时间

每次吸引痰的时间一般不超过 15 秒，如果需要连续吸引，吸痰的总时间不超过 3 分钟。吸痰时间过长刺激喉部引起咳嗽，从而致使呼吸频率下降，引起患者缺氧。

(3) 选择合适型号的吸痰管

成人患者一般选择 12～14 号吸痰管，婴幼儿患者多选用 10 号，气管插管患者吸痰时，可选择外径小于气管插管内径一半的吸痰管。

60. 慢阻肺患者如何安全过冬？

(1) 注意保暖

冬季时慢阻肺、呼吸道疾病的高发季节，冬季时天气寒冷，而且室内外温差过大，所以慢阻肺患者外出应注意做好保暖措施，避免引起气道痉挛，呼吸困难。居家时也应该及时开窗通风，保持空气流通，但是应避免吹对流风。

(2) 注射疫苗

慢阻肺患者本来自身免疫力低，所以在冬天来临之前及时注射流感疫苗或肺炎疫苗，是极其需要的预防手段。

(3)做好个人防护

避免去人多拥挤的场合,出门带好口罩。

另外,冬季多有雾霾天气,雾霾的成分很复杂,它能够经呼吸道进入人体,附着在呼吸道及肺泡中,从而诱发上呼吸道感染,诱发或者加重慢性支气管炎等。雾霾天气可导致慢阻肺患者急性发作或者急性加重。那么慢阻肺患者应该怎样应对呢?

(1)减少外出

雾霾天气减少非必要外出,患者必须外出时应带好口罩。许多老年人有早晨锻炼的习惯,但是秋冬雾霾来袭,我们要及时躲避,应将锻炼方式由室外改为室内。

(2)外出回家后应及时做好清洗

洗脸、漱口、清理鼻腔。这样做的目的是清除附着在口鼻腔黏膜的有害物质。清理口鼻腔时应轻轻吸水,避免呛咳,老年人可以用棉签打湿后擦拭鼻腔。

(3)膳食营养

冬季雾霾天气多,阳光少,人体内维生素 D 生成不足,应及时补充维生素 D,饮食方面应多食用富含维生素 D 的食物如虾、牛奶、鸡蛋等。同时雾霾天气应该补充足够的水分,多饮用清肺润肺的茶如罗汉果茶等。少吃刺激性食物,多吃枇杷、梨、橙子等清肺的水果。

61. 慢阻肺患者如何做好负面情绪管理?

《黄帝内经》中提出"怒伤肝""喜伤心""思伤脾"的观点,现代医学也证实了负面情绪对人类健康的不良影响。慢阻肺作为一种慢性呼吸道疾病,病情反复发作、病程长、迁延不愈,且疾病呈进行性发展,治疗费用较高。持续存在咳嗽、胸闷、呼吸困难等症状,严重影响患者的工作、生活,导致患者生活质量下降。患者社会交际减少,感觉孤独,同时患者长时间存在呼吸困难,运动能力下降,感觉自己什么都做不了,感觉很沮丧,使患者很容易产生负面情绪,调查显示超过40%的慢阻肺患者存在焦虑和抑郁等心理问题。心理障碍是慢阻肺死亡的重要原因之一,严重影响慢阻肺患者的生活质量。

(1)慢阻肺患者自我评估

你是否存在焦虑抑郁呢?临床上也会利用一些心理测评量表来辅助诊断,广泛性焦虑量表(GAD-7)是一种常用的工具,用于测查是否存在焦虑情绪,以及焦虑的严重程度如表9。

(2)慢阻肺患者自我心理疏导

有以下几种方法。

1)正确认识疾病,寻找病友,同病共勉:患者应对自己的疾病有科学的认知,不能道听途说或者一知半解的分析自己的病情,应该认识到慢阻肺虽然说对自己的生活、工作带来不便,但慢阻肺不是什么绝症,是可以通过治疗控制的。患者可以寻找同病的病友,相互进行交流、帮助,增强自己战胜疾病的信心,学会与疾病共存。

表9 广泛性焦虑量表(GAD-7)

序号	项目	完全不会	好几天	超过一周	几乎每天
1	感觉紧张、焦虑或急切	0	1	2	3
2	不能够停止或控制担忧	0	1	2	3
3	对各种各样的事情担忧过多	0	1	2	3
4	很难放松下来	0	1	2	3
5	由于不安而无法静坐	0	1	2	3
6	变得容易烦恼或急躁	0	1	2	3
7	感到似乎将有可怕的事情发生而害怕	0	1	2	3
总分					

注:0~4分为无症状,5~9分为轻度焦虑;10~14分为中度焦虑;15分及以上为重度焦虑。这个量表仅用于评价焦虑的严重程度,而不是用来诊断焦虑症,当自测的结果处于中等严重程度及以上的时候,建议您及时到专业医院就诊。

2）慢阻肺稳定期患者应积极参加户外有氧运动：适当的运动可以提高患者体内血清素（血清素水平低容易引起抑郁倾向）分泌，同时运动能够改善肺功能，以及避免身体机能衰退；多晒太阳，光照能够促进多巴胺的分泌，多巴胺是一种神经递质，会让人感到心情愉悦。

3）学会宣泄自己的情绪：不开心的时候将自己的感受及时说出来，不要憋在心里；多与家人朋友进行沟通交流。

4）做些自己喜欢的事物辅助缓解焦虑：如阅读、听音乐等；合理安排作息时间，保证足够的睡眠；合理膳食，食物中所含的维生素及氨基酸对于人的心理健康具有很重要影响。

5）寻求专业帮助：必要时寻求专业心理医生的帮助。

62. 慢阻肺可以手术治疗吗？

慢阻肺的病人主要表现为咳嗽咳痰、逐渐加重的活动后胸闷、气促，严重的可出现呼吸困难。治疗上主要以内科治疗为主，症状较重者可进行家庭氧疗、康复训练等综合治疗。虽然大多数患者经过内科规范化治疗后，症状明显减轻，但是因为慢阻肺病变的不可逆性，终末期慢阻肺患者呼吸困难改善不明显，严重的影响了生活质量。因此，可考虑外科手术治疗，外科手术主要包括外科肺减容术、肺大疱切除术和肺移植术。但是这些手术方法仅适用于少数有特殊指征的病人，选择适当病例可以取得一定疗效，使病人肺功能有所改善，呼吸困难有所减轻。并不是所有的慢阻肺都可以外科手术治疗。而且外科手术有较高的手术风险及昂贵的手术费用，因此，选择手术治疗应十分谨慎。术前必须进行详细的术前评估，比如动脉血气分析、肺功能测定和胸部 CT 等相关检查，全面评估呼吸功能。肺移植术为终末期慢阻肺病人提供了一种新的治疗选择，但存在着技术要求高、供体资源有限、手术费用昂贵等诸多问题。

由于外科手术创伤大,风险高,费用昂贵,并发症多等问题,多数患者难以接受,因此,极大的限制了其临床应用。近些年来,为了替代外科肺减容术,多种支气管镜下介入技术用于治疗慢阻肺患者,即内科肺减容术,或称为经支气管镜肺减容术。该手术是通过支气管镜在直视下采用多种微创非切除技术在靶肺支气管进行操作,使病变的肺组织萎陷,从而使受限的正常肺组织恢复,达到提升患者肺功能的目的。目前主要的手术方法包括支气管内单向活瓣置入、气道旁路支架通气技术、热蒸汽消融技术、生物肺减容、支气管内线圈置入、支气管内封堵等技术。目前在国际上应用最广且我国批准临床应用的是支气管内单向活瓣置入术。相对于外科肺减容术,内科肺减容术手术并发症少,术后恢复快,降低了患者的病死率。

63. 什么是肺减容术?

对于经内科治疗后症状仍不能缓解的慢阻肺患者来说,肺减容术是一种重要的治疗方法。下面我们从外科肺减容术和内科肺减容术两方面来阐述。

外科肺减容术的手术原理是通过切除严重肺气肿的叶段,减小肺容积,可改善膈肌和胸廓外形,加强剩余肺组织的弹性,从而达到改善肺功能的目的。手术的适应证包括:年龄<75 岁,戒烟超过 6 个月,经过最佳的内科药物治疗和康复治疗后仍有严重的呼吸困难,肺功能检查提示有明显的阻塞性通气功能障碍(FEV_1 占预计值<45%),肺一氧化碳弥散量(D_LCO)>20%,肺容量检查有气体潴留的证据(包括残气容积占预计值% >150%,肺总量占预计值>120%,残气容积/肺总量>60%),胸部 CT 提示存在过度通气的区域和相对正常的肺组织,经过康复锻炼后 6 分钟步行距离>140 米。禁忌证包括:FEV_1 占预计值<20%;D_LCO 占预计值<20%;均质性肺气肿等。由于对于手术入路及方式、双侧病变同期手术还是分期手术及围手术期等各方面还存在许多争议,肺功能改善的中远期效果报道仍不多,因此,其疗效有待进一步的观察及探索。

内科肺减容术即经支气管镜肺减容术,是呼吸内镜介入治疗的一部分。亦是基于外科肺减容术的原理,目的均为减少肺容积,改善肺、胸壁和呼吸肌力学特征,但是减少了外科肺减容术的相关并发症及病死率。目前最常用的就是支气管内单向活瓣置入术。即在支气管镜直视下在目标支气管置入单向活瓣,允许其残存气体单向排出体外,从而造成肺不张,达到肺减容的目的,从而改善患者的肺功能,提高生活质量。另外目前还有气道旁路支架通气技术、热蒸汽消融技术、生物肺减容、支气管内线圈置入、支气管内封堵等多种呼吸内镜介入技术可用于晚期慢阻肺患者的治疗,但这些技术尚未完全成熟,其有效性,安全性等多方面,仍需进一步探讨。

总之,肺减容术是对内科治疗慢阻肺病人的重要补充,外科肺减容术及内科肺减容术各有优缺点,手术适应证比较严苛,需经过专业医师的评估,权衡利弊后尚可进行,患者朋友应谨慎考虑。

64. 什么是肺移植?

肺移植是治疗终末期肺病的唯一有效方法。慢阻肺患者经过积极充分的内科治疗(包括戒烟、充分的支气管舒张剂及激素吸入、康复锻炼、长期氧疗等)无法阻止疾病进展,不适合肺减容术或肺减容术后疾病进展时,可考虑行肺移植手术。在过去的20年里慢阻肺是位于肺移植首位的原发病,占全球肺移植总数的31%。慢阻肺肺移植3个月围手术期病死率8%~9%,平均生存时间7.1年。

广义的肺移植有4种:肺叶移植、单肺移植、双肺移植、心肺联合移植。慢阻肺患者多为单肺移植。虽然不同研究建议的肺移植标准有所不同,但近年来肺移植的适应证不断扩大,目前常用的病例入选标准如下。

(1)肺移植评估标准

①即使经过戒烟、优化最佳治疗方案、肺康复治疗和氧替代治疗等病情仍呈持续恶化。②患者不适合做外科或内镜下肺减容术。③BODE 指数5~6分(BODE 指数见表10)。④吸入支气管扩张剂后 FEV_1<25% 预计值。

⑤静息状态下低氧血症,PaO_2<60 毫米汞柱。⑥高碳酸血症,$PaCO_2$>50 毫米汞柱。

(2)肺移植标准

① BODE 指数≥7 分。②吸入支气管扩张剂后 FEV_1<15%~20% 预计值。③在前 1 年有 3 次或 3 次以上严重的急性加重。④1 次急性加重伴急性高碳酸血症的呼吸衰竭。⑤中度至重度肺动脉高压。

表 10　BODE 指数

项目	分级			
	0	1	2	3
体重指数/(kg/m^2)	>21	≤21		
FEV_1 占预计值百分比	≥65%	50%~64%	36%~49%	≤35%
呼吸困难评分(mMRC)	0~1	2	3	4
6 分钟步行距离/m	≥350	250~349	150~249	≤149

注:1 级,0~2 分;2 级,3~4 分;3 级,5~6 分;4 级,7~10 分。级别越高,患者预后越差。BODE (body mass index,obstruction,dyspnea,exercise)指数是用于评价慢阻肺患者病情及预后的多指标分级系统,包括体重指数(B)、气流阻塞程度(O),呼吸困难(D)和运动能力(E)。适用人群:慢阻肺患者。

肺移植并不是一种简单的手术,开展肺移植是一项系统工程,涉及心胸外科、内科学、免疫学等多个学科,需要医疗、行政法律等多个部门协作。虽然目前肺移植已取得很多成就,但仍牵涉到很多问题无法解决,比如:可供移植的供者的严重短缺,这是最大的制约因素;原发性肺移植功能障碍,以及免疫抑制治疗是移植术后面临的最主要问题,大量的免疫抑制剂已表现出严重的不良反应,且效果仍不能让人满意。对于慢阻肺患者来说,肺移植并不是首选的方法,而是终末期的慢阻肺患者在没有其他治疗办法的时候,才考虑肺移植,而且费用昂贵,需要到专业医院充分评估,综合考量后方可考虑。

65. 慢阻肺患者可以接种流感疫苗吗?

健康人的呼吸道内细菌含量较少,一般不足以引起炎症反应。且气道自身清除作用能使其数量保持在一个较小的范围内。但慢阻肺的患者因为其气道炎性反应增高、肺功能降低等原因,使呼吸道内的自我清除和防御功能下降,从而导致细菌及病毒明显增多。这种增多一旦超过了一定阈值,便会反作用于气道,诱发新的炎症反应,使病情快速进展。疫苗接种可诱导人体自身的免疫系统产生抗体,从而应对有可能发生的感染性疾病,属于较为早期的预防治疗模式。

流感疫苗是在"失活"病毒的基础上研制出来的,主要在病毒性流感大规模出现前使用。流感疫苗一般在接种2周后开始起效,作用可以持续半年到1年。接种流感疫苗可以减少慢阻肺患者发生严重的疾病(如需要住院的下呼吸道感染)和死亡。研究显示,接种疫苗患者的急性加重总次数比接受安慰剂患者显著下降。疫苗包括死菌疫苗和活菌疫苗,流感疫苗推荐使用灭活的病毒疫苗,由3种病毒组成,疾控部门每年根据流行病学监测结果进行菌株的调整,因而必须每年注射疫苗才能获得有效保护。接种流感疫苗的最佳时机是每年的流感流行季节开始前,在我国,冬、春季是每年的流感流行季节,因此,9月、10月是最佳接种时机。临床观察显示,流感疫苗可使因流感病毒导致的慢阻肺的死亡率降低50%。研究已证实接种流感疫苗可降低慢阻肺患者全因病死率,减少慢阻肺急性加重。推荐慢性呼吸系统疾病患者优先接种,尤其是老年和重度慢阻肺患者,可以保护慢阻肺患者免受流感病毒的侵扰。要注意的是,流感疫苗并不能防止普通性感冒的发生,只能起到缓解普通性感冒症状、缩短感冒周期等作用。

66. 慢阻肺患者接种了流感疫苗，还可以接种肺炎疫苗吗？

　　慢阻肺患者多免疫功能低下，除了容易遭受流感病毒的侵袭之外，也容易感染肺炎链球菌，从而使病情雪上加霜，造成疾病急性加重，引起呼吸衰竭等严重并发症。慢阻肺患者在各年龄组中肺炎链球菌感染始终是其发病和致死的主要原因之一。肺炎球菌疫苗能预防 23 种细菌引起的肺炎，对慢阻肺的急性发作有预防作用。因此，慢阻肺患者接种肺炎疫苗非常有必要，慢阻肺患者是接种肺炎疫苗的主要对象。

　　目前使用的肺炎球菌疫苗主要包括 13 价肺炎球菌多糖疫苗和 23 价肺炎球菌多糖疫苗 2 种。美国疾病控制和预防中心免疫接种实践咨询委员会推荐所有年龄>65 岁或合并有明显慢性心肺疾病的慢阻肺患者接种 23 价肺炎球菌多糖疫苗。我国相关指南也推荐 60 岁及以上或存在有包括慢阻肺患者在内的肺炎链球菌感染高危因素的人群接种 23 价肺炎球菌多糖疫苗。23 价肺炎球菌多糖疫苗也推荐有慢性心脏病或肺部疾病等重要共患疾病的慢阻肺患者使用。疫苗可降低慢阻肺急性加重的可能性，并且有中等程度的证据表明慢阻肺患者可从接种肺炎链球菌疫苗中获益。接种 23 价肺炎球菌多糖疫苗可降低 65 岁以下的慢阻肺患者（FEV_1 占预计值百分比<40% 或存在合并症）社区获得性肺炎的发病率。有研究发现，慢阻肺患者接种 23 价肺炎球菌多糖疫苗后在为期 2 年的观察中其急性发作人次、肺炎发生人次、住院人次、死亡人数均明显小于对照组，疫苗接种无严重的不良反应。这项研究表明接种 23 价肺炎球菌多糖疫苗对慢阻肺患者有益无害。

　　那么，慢阻肺患者接种了流感疫苗，还需要接种肺炎疫苗吗？答案是肯定的。我国有研究者做了多项随机对照试验，探讨了同时接种 23 价肺炎球菌多糖疫苗与流感疫苗的效果，疫苗组在常规治疗的基础上进行 23 价肺炎球菌多糖疫苗和流感疫苗的联合接种，结果提示联合疫苗组在急性发作次数、急性发作时间、住院次数、住院时间等方面均显著减少或缩短。这表明了同时接种 23 价肺炎球菌多糖疫苗和流感疫苗可能产生一种附加效应，比单独接种任何一种疫苗更有效地减缓疾病加重。因此,我们推荐慢阻肺患者(尤其是年龄>65岁的患者)每年接种流感疫苗和每5年接种肺炎球菌疫苗。

另外,为了减少慢阻肺患者急性发作的风险,我国相关指南亦推荐对于从未接种百白破疫苗的慢阻肺患者,建议补接种,以预防百日咳、白喉和破伤风的发生。

总体来讲,在慢阻肺患者缓解期,接种23价肺炎球菌多糖疫苗和流感疫苗是预防慢阻肺急性加重的新趋势。但是并不是接种了疫苗就高枕无忧,还应继续给予营养支持,康复锻炼,药物治疗等规范化的综合防治措施。

67. 慢阻肺患者可以免疫治疗吗?

慢阻肺的发病机制非常复杂,至今尚未完全明确。但是多项研究提示,多种免疫调节紊乱在慢阻肺的发生、发展中发挥着重要作用。免疫治疗就是用药物增强和恢复机体免疫功能,此类药物又称免疫增强剂。机体免疫力是人体自身的抗病能力,当免疫功能受损,机体抗病能力减退时,可发生各种各样与之相关的疾病。慢阻肺患者大多有免疫功能降低,容易患感冒、反复呼吸道感染,严重时可诱发呼吸衰竭、肺心病、心力衰竭等。慢阻肺患者可以通过免疫治疗增强机体免疫力,预防感冒和慢阻肺急性发作,从而延缓肺功能减退,减少并发症,改善生命质量,延长生命期。

慢阻肺患者的免疫治疗主要针对慢阻肺患者免疫功能受损,治疗目标为改善患者免疫功能、减轻症状、减少感染和急性加重,但治疗目标并非在短期内可达成,在治疗过程中需密切观察其临床疗效和相关不良反应。

目前2022年发布的《慢性阻塞性肺疾病免疫调节治疗专家共识》提供了4条推荐意见,具体如下。

推荐意见(1):细菌溶解产物、磷酸二酯酶抑制剂、大环内酯类药物等生物、化学制剂均可通过增强机体免疫功能和提高免疫细胞活性而发挥对慢阻肺的免疫调节作用。

推荐意见(2):针对流感病毒、肺炎球菌感染等进行疫苗接种可预防慢阻肺急性加重、降低患者死亡率。

推荐意见(3):他汀类药物及维生素 D 等具有免疫调节作用,对慢阻肺可能有一定的治疗作用,但二者在慢阻肺中的应用证据较少且存在一定不良反应,仍需进一步积累证据。

推荐意见(4):中医药复方及虫草制剂或可通过调节机体免疫功能、提高免疫细胞活性提高慢阻肺稳定期患者生活质量,减少急性加重。

虽然,已有多种证据表明慢阻肺是一种免疫相关性疾病,免疫治疗为慢阻肺的防治提供了新思路及新方法,但是免疫调节剂种类繁多、作用各异,目前用以治疗慢阻肺的临床研究证据非常有限,尚有待进一步在验证。随着我们对于慢阻肺免疫机制的深入研究,可能相关的专家共识会适时更新。对于临床医师而言,选择适合慢阻肺患者的免疫治疗,显得尤为重要。患者朋友们不可盲目采用,一定要听取专业医师的意见,并做好随访,及时处理相关的不良反应。

68. 慢阻肺与常见的合并症

《慢性阻塞性肺疾病诊治指南(2021 年修订版)》指出,慢阻肺常合并其他疾病(合并症),可发生在不同程度气流受限患者中,对疾病进展、就诊、住院和病死率有显著影响。慢阻肺通常与可能对预后产生重大影响的其他疾病(合并症)共存。有些合并症的症状与慢阻肺类似,可能被忽视,例如,心力衰竭导致的呼吸困难,抑郁症导致的乏力及体能下降等。总体而言,合并症的治疗应依据各种疾病指南,治疗原则与未合并慢阻肺者相同;同时也不要因为患有合并症而改变慢阻肺的治疗策略。慢阻肺合并症的评估方法因病而异,不同级别的医院可根据条件选择相应的检查方法和检查频率对慢阻肺合并症进行评估。

(1)心血管疾病

心血管疾病是慢阻肺常见和重要的合并症,常包括以下几种:缺血性心脏病、心力衰竭、心律失常、高血压和周围血管疾病。

1）缺血性心脏病：慢阻肺患者常合并缺血性心脏病,临床上漏诊很常见。心血管危险因素可通过综合风险量表来评估。慢阻肺急性加重期间及急性加重后至少90天内,合并缺血性心脏病高风险的慢阻肺患者发生心血管事件（死亡、心肌梗死、心绞痛、短暂性脑缺血发作）的风险增加。慢阻肺急性加重住院治疗与急性心肌梗死、缺血性卒中和颅内出血90天病死率相关。单纯肌钙蛋白异常的慢阻肺患者短期（约30天）和长期死亡风险增加。若疑诊缺血性心脏病应到心内科进一步检查以明确诊断和治疗。

2）心力衰竭：慢阻肺患者收缩或舒张性心力衰竭的患病率为20%～70%,发病率为3%～4%。心力衰竭加重需与慢阻肺急性加重进行鉴别,合并慢阻肺常是导致急性心力衰竭患者住院的原因。对于接受长效支气管舒张剂治疗的慢阻肺患者,如呼吸困难无明显好转,应注意心力衰竭。可行心脏超声、血生化检查等辅助判断。

3）心律失常：心律失常在慢阻肺中很常见,反之亦然。心房颤动常见,与较低的FEV_1有关。在出现严重呼吸困难导致慢阻肺恶化的患者中,经常记录到相关的心房颤动,这可能是急性加重发作的触发因素或后果。可通过24小时动态心电图监测协助诊断。

4）高血压：高血压是慢阻肺最常见的合并症,并对疾病进展和预后有较大影响。高血压所导致的舒张功能障碍可能与运动不耐受和急性加重相关的类似症状有关,从而导致慢阻肺患者住院。因此,应对患有高血压的慢阻肺患者进行最佳血压控制。

5）周围血管疾病：周围血管疾病是指因动脉粥样硬化导致的下肢动脉闭塞;常伴发冠状动脉粥样硬化性心脏病,并且可能对慢阻肺患者日常活动和生活质量有显著影响。在包含各种严重程度慢阻肺患者的大规模队列研究中,8.8%慢阻肺患者被诊断患周围血管疾病,患病率高于无慢阻肺的对照组（1.8%）。深静脉血栓也是慢阻肺患者常见的合并症,特别是在慢阻肺急性加重期,应提高诊断和防范意识。合并有血管疾病风险的慢阻肺患者,可以行下肢动静脉超声检测,早期明确诊断和干预。

（2）骨质疏松症

骨质疏松症是慢阻肺主要合并症之一,与健康状况和预后差相关,但临床上常存在诊断不足。骨质疏松症常与肺气肿、体重指数相关。即使矫正了类固醇使用情况、年龄、吸烟状况和急性加重程度等因素后,低骨密度和骨折在慢阻肺患者中仍然很常见。

(3)焦虑和抑郁

焦虑和抑郁是慢阻肺的重要合并症,常发生于年轻女性、吸烟、FEV_1较低、咳嗽、圣乔治呼吸问卷评分较高及合并心血管疾病的患者。抑郁与较差的健康状况、急性加重风险增加和急诊入院相关。可以通过自评或他评量表,进行心理疾病的初步判断,必要时应到精神科或心理科进一步明确诊断和治疗。

(4)肺癌

肺气肿和肺癌的相关性高于气流受限和肺癌的相关性,同时具有肺气肿和气流受限者肺癌风险最大,而高龄和大量吸烟史进一步增大风险。肺癌发生的常见危险因素包括:①年龄>55岁;②吸烟史>30包/年;③胸部CT检查发现肺气肿;④存在气流限制 $FEV_1/FVC<0.7$;体重指数<25 kg/m^2;⑥有肺癌家族史。胸部低剂量计算机断层扫描筛查可及时发现早期肺癌,可作为改善肺癌长期生存率的重要措施。肺癌是轻度慢阻肺患者死亡最常见的原因,合并慢阻肺使肺癌患者预后更差,增加术后并发症,例如,支气管胸膜瘘、肺炎、延长机械通气时间等。慢阻肺患者应每年进行一次胸部低剂量计算机断层扫描检查,如果发现肺部小结节,应定期随访。

(5)代谢综合征和糖尿病

代谢综合征和糖尿病在慢阻肺中较为常见,且合并糖尿病可能会影响预后。据估计慢阻肺合并代谢综合征的患病率超过30%。应监测血糖、糖化血红蛋白等生化指标,以及长期随访监测糖尿病并发症。

(6)胃食管反流

胃食管反流是慢阻肺急性加重的独立危险因素,与较差健康状况有关。该病导致病情恶化风险增加的机制尚未完全确定。疑诊患者可到消化科进一步明确诊治。

(7)支气管扩张

慢阻肺患者进行胸部CT检查常显示以往未发现的支气管扩张,多为轻度的柱状支气管扩张,囊状支气管扩张不常见。其临床意义目前尚不清楚。慢阻肺患者合并影像性支气管扩张的患病率报道不一,介于4%~69%。研究发现,合并支气管扩张与慢阻肺急性加重病程延长、气道铜绿假单胞菌定植、病死率升高相关。

(8)阻塞性睡眠呼吸暂停

慢阻肺患者合并阻塞性睡眠呼吸暂停的患病率为20%~55%,中重度慢阻肺患者阻塞性睡眠呼吸暂停患病率可高达65.9%,当两者并存时称为重叠综合征。重叠综合征患者较单纯慢阻肺或单纯阻塞性睡眠呼吸暂停患者睡眠时的血氧下降更频繁,出现低氧血症和高碳酸血症的睡眠时间比例更长,心律失常更频繁,更易发展为肺动脉高压,并发慢性呼吸衰竭和心功能不全。阻塞性睡眠呼吸暂停作为慢阻肺的合并症之一,对慢阻肺的病理变化、气道炎症和全身炎症、慢阻肺急性加重发生频率、治疗选择和预后均有影响。应常规进行睡眠问卷筛查如STOP-Bang问卷(详见表11),并使用睡眠监测仪评估夜间低氧和低通气情况,给予相应治疗。

表11 STOP-Bang问卷

问题	是(1分)	否(0分)
1.打鼾:您睡眠鼾声很大吗(比普通说话声音大,或者透过关闭的门可以听到)?		
2.乏力:您常常觉得很疲倦、乏力,或者白天昏昏欲睡吗?		
3.目击呼吸暂停:有人看到您睡眠时停止呼吸吗?		
4.血压:您以前有高血压或者正在接受高血压治疗吗?		
5.BMI>35 kg/m^2 吗?		
6.年龄>50岁吗?		
7.颈围>40 cm吗?		
8.性别是男性吗?		

注:总分≥3分为阻塞性睡眠呼吸暂停高危,<3分为阻塞性睡眠呼吸暂停低危。

(9)认知障碍

认知障碍在慢阻肺患者中很常见,平均患病率为32%。研究表明,慢阻肺中年患者罹患认知障碍的风险更高。有报道称,认知障碍更易发生在肺功能严重受损的患者身上。认知障碍合并慢阻肺会使因急性加重导致的住院风险增加和住院时间延长。可通过相关的认知功能量表进行初步评估，必要时到神经内科就诊进一步明确诊治。

69. 吸烟与慢阻肺的关系

中国是世界上最大的烟草生产国及消费大国，消费的烟草占全球烟草总量的一半以上，全国有大约 3.5 亿烟民，据报道显示我国 15 岁以上男性吸烟率高达 52%，意味着每 2 位男性中就有 1 位吸烟，我国每年有 100 万人因吸烟而死亡，那么吸烟对慢阻肺患者有什么影响呢？烟草在燃烧过程中会产生大约 7 000 种化学物质，其中至少 250 种以上化学成分是对身体有害的，研究显示约 50 种以上成分有致癌作用，例如：亚硝胺、镉、氰化物、邻甲酚等。吸烟是社会公认的慢阻肺患者最危险的因素之一，烟草中的化学物质如焦油、尼古丁、苯并芘等有害物质可破坏患者气道的上皮细胞，以及纤毛的功能，使支气管黏膜纤毛受损、变短，黏液纤毛运载能力下降，降低了气道对黏液的清除能力；同时有害物质会刺激慢阻肺患者黏液腺分泌，增加氧化应激反应，降低慢阻肺患者对糖皮质激素、支气管扩张剂等药物治疗的反应，引起痰液分泌的增多，患者出现咳痰频繁、痰液量多。吸烟同时可以造成肺的弹力下降，导致肺的结果破坏和肺气肿的形成，增加了慢阻肺患者的患病率、住院率，以及死亡率。

70. 戒烟有哪些好处呢？

(1) 戒烟短期的益处

短时间内会明显感受到戒烟后嗅觉、味觉更加的灵敏了，吃东西更加有味道了，食欲更好了。戒烟后口臭及身上的烟味便就渐渐消除，停止吸烟后牙齿的烟垢会逐渐消退变白,牙齿变白,各种口腔疾病也明显减少,日常生活社交更加自信。随之而来的是能够明显感受到痰液减少,咳嗽也减轻或者消失。戒烟后尼古丁的作用慢慢消散,对大脑刺激消失,睡眠得到很大改善,精力充沛。

(2)戒烟远期的益处

患癌的概率下降,戒烟10年后肺癌患病率比吸烟者降低约一半,同时口腔癌、喉癌、食管癌、胰腺癌的患病率降低;戒烟1年之后,冠心病死亡率很快下降约50%,戒烟之后人的头脑反应更加灵活,注意力更加集中,更加有活力。

71. 戒烟的方法有哪些?

(1)循序渐进法

戒烟要求吸烟者一下子完全戒烟是很困难的,尤其是对尼古丁依赖严重的患者,戒烟一般要经历从没想过戒烟到完全戒烟的过程,所以戒烟的过程不能简单的理解为"戒"或者"没戒",多是阶段性的。戒烟可以指定一个计划,逐步减少每天吸烟的数量,延长吸烟的间隔时间,最终达到完全戒烟的目的。

(2)转移注意力法

当烟瘾来临时可以适当的转移注意力,比如:做深呼吸,通过冷水刷牙或者洗脸让自己清醒,转移注意力。准备一些健康小零食,烟瘾发作时可以吃一些。

(3)改变环境

戒烟时远离吸烟场所,减少与吸烟人员的接触,减少不必要的社交活动,多去电影院、博物馆等禁烟的公共场所。

(4)养成良好的生活习惯

适当进行活动,保证充足睡眠,适当增加饮水量。

（5）药物辅助戒烟

戒烟药物可缓解戒烟过程中给戒断症状，提到戒烟的成功率，但不是所有吸烟者都需要使用戒烟药物才能戒烟成功，临床常用的戒烟药物有：尼古丁贴片（非处方）、尼古丁咀嚼胶（非处方）、盐酸安非他酮缓释片（处方药）、伐尼克兰（处方药）等。

参考文献

[1]中华医学会呼吸病学分会慢性阻塞性肺疾病学组,中国医师协会呼吸医师分会慢性阻塞性肺疾病工作委员会.慢性阻塞性肺疾病诊治指南(2021年修订版)[J].中华结核和呼吸杂志,2021,44(3):36.

[2]WANG C,XU J,YANG L,et al. Prevalence and risk factors of chronic obstructive pulmonary disease in China(the China Pulmonary Health[CPH] study):a national cross-sectional study[J]. Lancet,2018,391(10131):1706-1717.

[3]梁振宇,王凤燕,陈子正,等.2023年GOLD慢性阻塞性肺疾病诊断,管理及预防全球策略更新要点解读[J].中国全科医学,2023,26(11):1287-1298.

[4]中华医学会,中华医学会杂志社,中华医学会全科医学分会,等.慢性阻塞性肺疾病基层诊疗指南(实践版·2018)[J].中华全科医师杂志,2018,017(11):871-877.

[5]陈亚红,冯淬灵,王婧,等.慢性阻塞性肺疾病免疫调节治疗专家共识[J].中国全科医学,2022,25(24):2947-2959.

[6]严谨.慢性阻塞性肺疾病患者居家肺康复[M].北京:人民卫生出版社,2020.

[7]国家呼吸医学中心,中国医师协会呼吸医师分会,中国医学科学院呼吸病学研究院,等.中国慢性阻塞性肺疾病健康管理规范(2021)[M].北京:人民卫生出版社,2022.

[8]陈立典.传统康复方法学[M].北京:人民卫生出版社,2013.

[9]廖岩红.中医食疗的辨证施食[J].中国民族民间医药,2011,20(13):134.

[10]中华医学会.常规肺功能检查基层指南(2018年)[J].中华全科医师杂志,2019,18(6):511-518.

[11]张平,杨峰,李寅环,等.呼吸训练器与缩唇呼气对AECOPD患者排痰效果的对比研究[J].国际呼吸杂志,2020,40(5):6.

［12］郑彩娥,李秀云.心肺康复护理技术操作规程［M］.北京:人民卫生出版
　　社,2020.

［13］周宇麟,周露茜.慢阻肺患者呼吸康复手册［M］.广州:华南理工大学出
　　版社,2018.